北京医院营养医师指导

孩子更快长高

任姗姗 主编

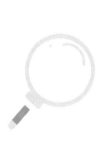

中国轻工业出版社

前 言

身高不仅仅由遗传因素决定，后天因素也起着重要的作用，正所谓：七分天注定，三分靠打拼。通过后天努力，有的孩子甚至能比预期身高多长高约 7.5 厘米。保证丰富均衡的营养、适当的运动、足够的睡眠，预防超重肥胖，保持愉悦放松的心情等，这些都是促进身高增长的有效方法。这些方法关系到儿童生活的方方面面，实施成本较低，易于每个家庭操作，但具体如何做，家长总是把握不好度，容易陷入误区。本书为家长提供科学的长高方法，全书分为四大部分，按儿童骨骼发育的阶段划分，逐一介绍。

第一部分，详细介绍不同时期儿童生长的总体特点、身高管理重点、影响身高的各方面因素，以及促进身高增长的方法等。为家长了解儿童长高的"秘密"提供一个整体、系统的概述。

第二部分，为大家介绍 0~3 岁宝宝在生长发育中的注意事项。对婴幼儿时期的孩子来说，饮食营养是重中之重，做好母乳喂养和辅食添加很重要。此外，做好身高监测、运动、爱的呵护，都对宝宝健康成长有重要意义。

第三部分，着重介绍 4~7 岁儿童的生长发育，这个阶段是激发儿童骨骼生长潜力的最佳时期，这时候要帮助孩子养成良好的生活习惯，家长要在各方面起到模范作用，同时关注儿童的身高发育，这个时候也是有药物适应证的孩子进行干预的最佳时期。家长要提前了解性早熟的知识，为儿童进入下一阶段容易出现的性早熟问题做准备。

第四部分，8~14 岁，是儿童骨骼的猛长期。这个阶段要关注儿童生长发育情况，同时重视儿童的心理健康问题。在这个阶段，孩子逐步进入青春期，学业繁重，饮食和作息不规律，压力较大，很容易引发性早熟和一些心理问题。这些问题会影响他们增高的最后机会。在书中具体章节，会对这些问题给出改善的方法。

膳食营养、运动习惯、充足睡眠、良好情绪等因素能综合促进身高增长，同时各年龄段又有侧重点。科学地干预和管理，不仅有助于达到理想身高，且对孩子一生的健康都有益处。

目录

第一章　　解读儿童长高的秘密

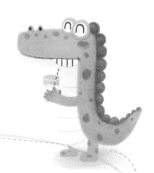

第二章　0~3岁
科学喂养是长高的基础

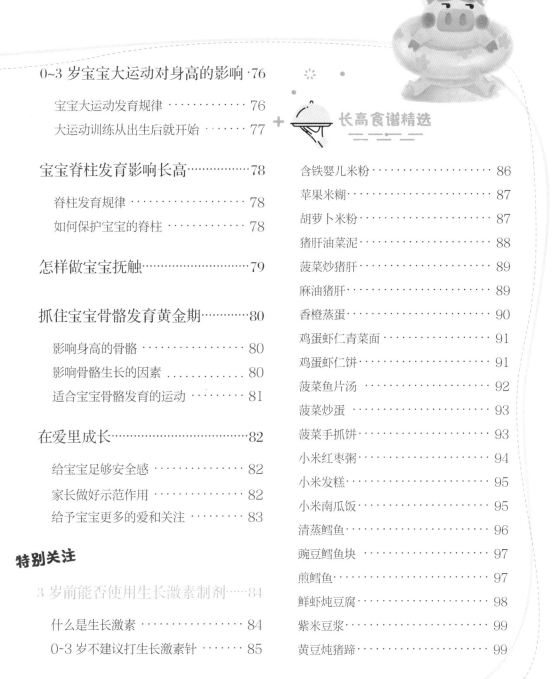

长高食谱精选

第三章　4~7岁
激发生长潜力最佳期

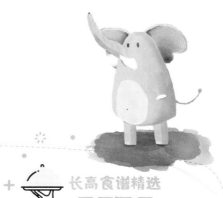

第四章　8~14 岁
抓住骨骼猛长期多长 10 厘米

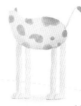

第一章
解读儿童长高的秘密

儿童长高不是顺其自然的事情，虽然遗传因素占比较大，但家长还是可以寄希望于后天因素的改变，因为后天因素甚至能影响宝宝身高多长约 7.5 厘米。这些后天因素包括：睡眠是否充足、营养摄入是否均衡、身体是否存在疾病影响营养吸收、运动情况是否良好等。

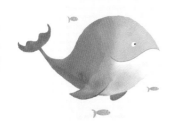

儿童身高发育的特点

儿童处在生长发育的动态变化之中，不同年龄段的形体、生理各有其不同的发育特点，身高增长在不同年龄段也各有差异。家长应当把握好儿童各时期身高增长的特点，陪伴儿童健康成长。

胎儿期

胎儿的胎龄从孕妈妈末次月经的第 1 天起，到分娩共 40 周，约 280 天。孕期的前 3 个月，是胎儿各系统、组织、器官形成的重要时期，四肢发育较慢，到第 3 个月时，胎儿身长约为 6.5 厘米。从第 4 个月开始，胎儿的发育会进入到猛长期，一直持续到怀孕第 9 个月。一般足月出生的宝宝身长约 50 厘米。

新生儿期

宝宝自出生脐带结扎时起到出生后第 28 天，称为新生儿期。

这一时期宝宝要脱离母体开始独立生活，因此需要一个适应环境的过程。多数新生儿会出现生理性体重下降，但身高会猛长，不到 1 个月的时间身长大约增长 4 厘米。

婴儿期

宝宝出生后第 28 天到 1 周岁，称为婴儿期。0~3 月龄每月增长 3~3.5 厘米；4~6 月龄每月增长 2 厘米；7~12 月龄每月增长 1~1.5 厘米。这一时期宝宝身长增长最快，全年约增长 25 厘米。这一时期也是宝宝生长最易受干扰的时期，各种感染性疾病、营养不良、环境因素都可能干扰正常的生长发育进程。

幼儿期(1~3岁)

1~3周岁为幼儿期。宝宝1周岁后，身高增长速度逐渐减慢，1~2岁全年身高增长10~12厘米。宝宝这一时期功能方面的发育会加快，尤其是智力发育较突出。宝宝接触的事物越来越多，语言、思维、感知、运动的能力逐渐变强。

学龄前期(4~6岁)

4~6周岁为学龄前期。学龄前儿童较婴幼儿的生长发育速度略缓慢，但仍处于稳步发育之中，每年体重增长约2千克，身高增长5~7厘米，新陈代谢旺盛。

这一时期是儿童性格特点形成的关键期，也是智力开发的最佳阶段。3岁儿童神经细胞的分化基本完成，脑重是出生时的3倍，6岁时的脑重接近成人，达到成人脑重的90%。

学龄期(7~12岁)

7周岁后到青春期来临前为学龄期。学龄期的儿童身高仍然稳步增长，以每年5~7厘米的速度增长。这一时期的长高任务主要是保持合理的营养供给，并注意培养儿童良好的生活习惯，如正确的坐姿和走路姿势，这些都会影响身高的增长。

青春期(13~18岁)

通常，女孩10~12岁、男孩12~14岁开始进入青春期。由于性激素的作用，他们迎来身体发育的又一高峰期，从体格生长突增开始，到骨骺闭合、身高停止增长、性发育成熟而结束。一般来说，青春期早期身高增长每年5~10厘米，中后期生长减缓并逐渐停止。整个青春期男孩身高增加约28厘米，女孩身高增加约25厘米。男孩约20岁，女孩约18岁时身高增长开始减缓。

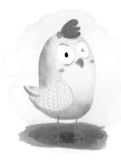

身高管理不同阶段的重点

身高管理是一个长期的过程，不同阶段影响孩子长高的主要因素不同。以下是成长的 3 个阶段影响孩子长高的重要因素。

不同阶段影响长高的因素

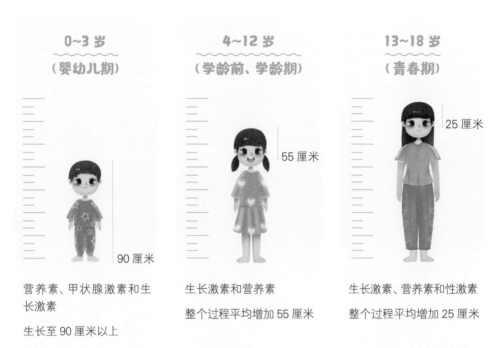

0~3 岁
（婴幼儿期）

营养素、甲状腺激素和生长激素

生长至 90 厘米以上

90 厘米

4~12 岁
（学龄前、学龄期）

生长激素和营养素

整个过程平均增加 55 厘米

55 厘米

13~18 岁
（青春期）

生长激素、营养素和性激素

整个过程平均增加 25 厘米

25 厘米

婴幼儿期：母乳喂养

婴幼儿期是身体生长速度最快的时期，从宝宝出生时的 50 厘米左右，长到 1 岁婴儿期结束时，这一年的身高一般要长 25 厘米。

这一时期身高管理重点是保证母乳喂养。母乳对宝宝来说是最佳的食物，可以提供丰富的钙、维生素、多种微量元素等人体必需的营养物质。宝宝 6 月龄后注意及时添加辅食，如各种泥糊状的食物、固体食物等，给宝宝养成良好的饮食习惯。

学龄前、学龄期儿童：生长激素

这时期也是儿童快速长高的时期，只是"加速度"相较婴幼儿期明显放缓。在这个过程中，儿童的身高平均会增加55厘米，平均每年为5~7厘米，身高增长占成年身高的35%~40%。这个时期是身高干预的黄金阶段，但由于这个阶段时间跨度较长，很多家长反而忽略了孩子的身高管理。如果抓住了这个黄金时期，可有效地帮助到孩子长得更好、更高。

这一时期身高管理重点是生长激素。生长激素是儿童体内分泌的一种激素，它的分泌频率和分泌量会影响儿童的身高发育水平。所以这一时期要特别关注儿童生长激素分泌是否正常。

影响儿童生长激素分泌水平的因素主要包括四大方面：睡眠、运动、营养、体重。此外还有一点容易被忽视的是儿童的情绪和心理状态。这些因素在后文中会做更加详细的介绍。

从3岁开始，建议每半年给孩子做一次身高和体重的测量，并记录在表格中，按照身高、体重增长标准判断孩子的身高、体重发育是否处于正常水平。

青春期：保障身心健康

青春期是孩子身高快速增长的另一个关键期。这时期孩子对营养素需求增大，家长会发现他们食欲大增，容易饿。到了14岁左右，孩子需要的营养素和成人几乎相当。因此保证孩子的营养很重要，同时拥有充足的睡眠和适当的运动，也可以为长高助力。

青春期是孩子第二性征开始发育的时期，女孩乳房隆起、月经来潮等，男孩喉结显现、长胡须、遗精等，突如其来的变化会使他们出现不安情绪，而且青春期也是孩子心理发育的时期，家长对孩子进行合理的性知识教育，多鼓励、关怀他们，保障孩子青春期的身心健康是重中之重。

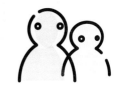

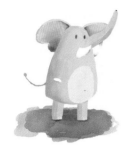

到底是什么影响着长高

骨骼是人体的重要组成部分，儿童长高是骨骼生长的结果。骨细胞由一变二、二变四、四变八，不停地分裂增加，从而带来骨骼的生长。

骨骼长，个子高

人体全身共有 206 块骨骼，与身高相关的骨骼有头颅骨、脊柱骨和下肢的长骨三部分。在胎儿期和婴幼儿期，头部都是领先生长的，头部占身高的比例新生儿期为 1/4，成人后为 1/8，正常人头骨所占比例相对小，长度差异不大，对身高的影响可以忽略不计。人的最终身高由下肢长骨与脊柱的长度决定。

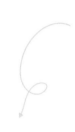

青春期早期是长骨发育的最佳时期。在下肢长骨的结构中，决定腿骨长度的主要是大腿的股骨和小腿的胫骨。

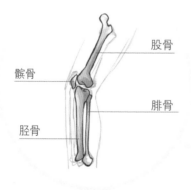

股骨

髌骨

腓骨

胫骨

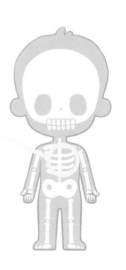

骨骺与骨骼生长密切相关

长骨两头的顶端圆隆饱满的部位是骨骺，连接骨骺的部位是骨干。骨骺顶部有一层软骨结构，就是骨骺板。

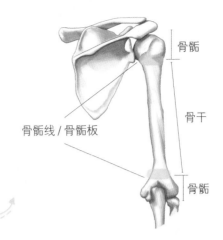

骨骺

骨骺线 / 骨骺板

骨干

骨骺

骨骺板由软骨细胞组成，与骨骼生长密切相关。骨骺板的软骨密度比较低，容易被 X 射线穿透，在 X 光片上呈一道黑色的缝隙，这道黑色缝隙被称为骨骺线。

儿童体内的生长激素会促使骨骺板软骨细胞不断地分化。不断增多、增大的软骨细胞向着骨干的中心部位前进，等到软骨细胞足够大时，就会凋亡、钙化，变成坚硬的骨质。而新生的软骨细胞在骨骺板处不断生长，堆积着前面的软骨细胞向骨骼中间走，由此骨骼就慢慢变长了。

骨骼的生长是有界限的

骨骼不会一直发育。进入青春期后，性激素对青少年的身高开始发挥作用。性激素对长骨骨骺板的作用是双面的，既会促进身高增长，又会使骨骺板消失闭合，增高停止。

当骨骺板处的软骨细胞不再增殖分化，原有的软骨细胞凋亡、钙化，和骨干、骨骺融合在一起，骨骺板彻底消失，也意味着长骨的生长停止了。

研究表明，正常人的骨骼一般可以生长到 21 周岁左右，只有较少数人有机会继续生长到 25~26 周岁。此后，骨骼生长的大门将关闭，自然情况下骨架一旦定型，意味着身高增长的终止。

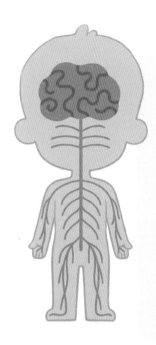

生长激素促进生长

生长激素由脑垂体分泌，通过肝细胞、肾脏细胞等产生胰岛素样生长因子。这些生长因子的主要作用就是促进长骨增长，还具有增加蛋白质合成、促进骨骼生长，抑制分解代谢、提高营养支持效能、增强机体免疫力、促进伤口愈合等多方面的作用。

如果体内生长激素过多，会导致巨人症；如果生长激素缺乏，则会导致矮小症。

在生长发育过程中，生长激素和甲状腺激素是重要的调控因素，就像是在小树苗成长的过程中，我们给它浇的水和施的肥。人体生长激素分泌的量会随着年龄的变化而变化。

生长激素的分泌

生长激素的分泌根据生长发育的周期不同，其强度会有很大不同。

婴幼儿期：宝宝的脑垂体生长激素分泌量比较多，这时宝宝发育得非常快。

学龄前期：生长激素白天分泌量减少，夜间分泌量较多，并且在晚上 10 点出现一个大高峰，在清晨 5~7 点出现一个小高峰。儿童深度睡眠是生长激素足量分泌的前提。

青春期及青春期前后：包括前期、早期、中期、后期和成人期五个阶段，每个阶段的生长激素分泌脉冲强度不同，中期分泌量最多，也是身高快速增长的阶段。

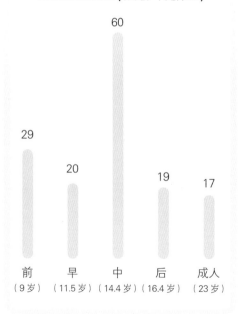

青春期及青春期前后不同阶段 24 小时生长激素分泌量（微克/千克体重）

前（9岁）	早（11.5岁）	中（14.4岁）	后（16.4岁）	成人（23岁）
29	20	60	19	17

性激素影响身高增长

性激素分为雄激素和雌激素,二者都有促进骨骼生长的作用,又会使骨骺板发生骨化,是骨骺线闭合的部分原因。

雄激素: 男性睾丸具有生精和内分泌双重功能,它既能产生精子又能分泌大量的雄激素、少量的雌激素和抑制素。睾酮是生物活性最强的雄激素,它在青春期前分泌水平很低,到青春期分泌迅速增加,促进性腺及第二性征的发育、骨骼和肌肉的增长。但睾酮分泌过多能加速骨骺闭合。

雌激素: 卵巢能产生卵子和分泌雌激素、孕激素等。雌激素在青春期前分泌较少,到青春期则大量分泌。雌激素一方面促进女性乳房、子宫、阴道、骨盆的生长,另一方面促进骨发育和骨骺钙化。雌激素抑制身高增长的作用比雄激素更强。

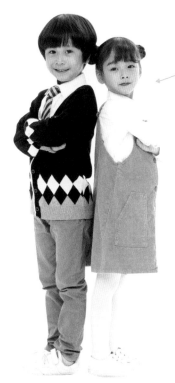

无论是男孩还是女孩,当他们处于青春特定阶段,体内低水平的性激素可以促进身高增长,尤其是雄激素,可促进骨骼快速增长,使身高迅速增高。

男性青春期睾丸发育成熟,分泌大量雄激素。女性体内的雄激素主要依靠肾上腺皮质分泌,卵巢也能分泌少量雄激素。雄激素和雌激素在青春期开始刺激生长,但最后也是它们在青春发育的晚期促使长骨的骨骺板闭合,结束生长。

由于雄激素对身高的促进作用比雌激素强,雌激素对身高的抑制作用比雄激素强,男孩体内的雌激素水平较低,雄激素达到较高浓度的水平比女孩晚2年,所以男孩一般在青春期会比女孩长2年。

身高与基因的关系

身高 55%~90% 由基因决定，但实际上基因决定身高只是一个不严谨的说法，理论上应该这样说——基因决定（或称限制）身高的范围。

基因决定基础身高

既然身高大部分由基因决定，那矮个子就是命中注定了？其实不然，虽然身高大多由基因决定，但是并不代表基因可以决定一个人是 160 厘米，还是 180 厘米。就是说，决定身高的基因并不能决定身高具体的确定值，只能划定一个范围，但是基因决定的范围是上限还是下限，就由后天因素所决定了。

决定身高的基因有很多

决定身高的基因并不是只有一个，而是有很多个基因。有的基因位点与高身高有关，有的基因位点与低身高有关。不同的基因表达，也就是这些基因是否有效，还受环境因素，也就是后天因素的影响。

说到身高基因，其实很多人都有一个误区。有些人父高母矮，自己长得矮就觉得是遗传了母亲，然后把错误都归结于母亲，这种想法就大错特错了。父母对孩子身高的影响，要看他们形成的性细胞（精子和卵子）中贡献出来的有效基因有多少，而绝不是简单地看他们表现出来的身高。如果父亲高而母亲矮，孩子也不高，不一定是母亲的错，还可能是因为父亲的有效基因给得太少导致。所以身高的问题不要再怪罪父母亲某一方了。

在生长发育期里促进儿童长高

排除基因的原因，就要考虑后天生长因素了。所谓快速合理，就是最大限度或是给予最大化刺激使身高增长，因为在基因限定的基础上，只有做到最合理、最大化促进身体发育，才可能获得基因限制基础上的最高身高。

身高的增长是有规律的

要想获得最高身高，首先要了解儿童生长发育规律。人从出生开始一直到成年之前都处于发育阶段，但是身高的增长却不会贯穿整个发育阶段，一般来说身高增长的停止会出现在发育结束前的一段时间。

身高增长是有迹可循的，盲目地使用增高的方法反而适得其反。人的最终身高由下肢长骨与脊柱的长度决定，一个人身高 55%~90% 是由父母遗传决定的，其他则与后天因素有关系。而人之所以能长高，需要满足生长激素正常的分泌与骨骺线未闭合这 2 个条件。一旦缺乏生长激素就会导致生长停滞，一旦骨骺线完全闭合，骨骼也会停止生长。

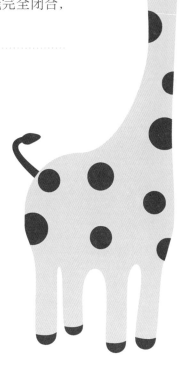

三个爆发性长高阶段

在身高增长过程中，会出现爆发性生长发育的阶段，处于爆发性阶段时，身高和体重的发育增长速度极为惊人。对一般人来说，成长过程中会出现 3 个爆发性生长发育阶段，第 1 个出现在婴儿时期，第 2 个出现在幼儿时期，第 3 个出现在青少年时期。因此，要想获得最好的发育，不论是身高还是其他方面，尤其要注意爆发性阶段的养育。

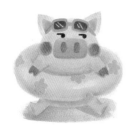

身高与体重的关系

儿童的身高和体重应该处于一个相对协调的平衡状态。过胖或过瘦都不利于身高的增长，并且会给身体发育带来不良的影响。

肥胖影响身高发育

在传统思维模式中，家长都希望养个"大胖孩"。孩子越胖越好，看起来身体健康。尤其是在孩子长身体的时候，要求孩子多吃一点，即便胖一点，也不能营养不良。

专家认为：肥胖儿童体内蓄积的过量脂肪会侵蚀脑垂体，使脑垂体后叶脂肪化，阻碍促性腺激素和生长激素生成，从而严重危害儿童的生长发育、生殖发育，促进性发育早熟。

肥胖使身高增长提前停止

肥胖的儿童在青春期之前，由于营养素摄入过剩，身高和体重都会超过同年龄、同性别的儿童。平均每增加一个单位的身体质量指数[1]，相比同龄人每年身高就会多增长 0.25 厘米左右，但这个增长幅度比起肥胖带来的骨龄提前，导致整个生长周期变短，对长高就不利了。

肥胖使儿童骨龄增长提前，在前期会显得比较高。随着肥胖时间的延长，骨骼的骨骺板会提前闭合，提前透支儿童生长潜力，导致最终的身高落后于预期身高。所以肥胖的儿童要定期做骨龄检测，判断骨龄是否超前，另外要及时控制体重。

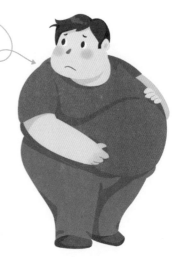

注：[1]身体质量指数（BMI）= 体重（千克）÷ 身高^2（米^2）。

微胖的儿童要适度运动

孩子微胖时,体内可能已经产生胰岛素抵抗,对孩子生长发育不利。这时家长在保证孩子摄入身体发育需要的各种营养素基础上,适当增加孩子的运动量。

家长要正确处理儿童饮食和体育活动的关系。微胖儿童应以饮食结构调整为主,同时要保证儿童有足够的运动时间和运动强度。

首先,孩子的饮食宜采用低热量、低脂肪、低糖、高蛋白质的饮食原则,同时摄入充足的维生素、矿物质等。

其次,培养孩子的运动兴趣,让他们慢慢喜欢运动以后带来的感觉。根据孩子的年龄和体重选择合适的运动项目,如游泳、打球、跑步等。除了运动项目,日常生活中简单地打扫卫生等也可以作为减肥活动。

消瘦不利于身高增长

身体过于消瘦,意味着身体处于饥饿的状态,这时,身体的机能会以维持生命为首要任务,生长发育的速度会减缓。如果在发育期内,儿童体内脂肪含量较低,身体就不能健康成长。当身体运动量过大,导致儿童身体较瘦时,一定要增加营养的摄入。

吃得多较瘦

很多孩子身体消瘦不是因为摄入量不够,而是消化不好。如果孩子脾胃不和,再加上饮食上过度喂养,加重脾胃负担,会导致食物无法有效消化吸收,孩子越长越瘦,过度喂养甚至影响发育。

吃得少较瘦

孩子食欲不好,吃得少,可能是由于脾胃虚弱。长期食欲不振,孩子会消瘦,表现出精神较差、舌淡苔白、面色萎黄、倦怠乏力、容易出汗。

上述两种情况下,孩子可能存在着脾胃之气升降失调的问题,吃进去的食物不能转化为身体需要的营养,身体虚弱,又加重厌食、消瘦。对于脾胃不好导致的身体消瘦,主要是强健脾胃的运化功能,减少冷饮、零食以及难以消化的食物的摄入量,多吃谷物蔬菜。

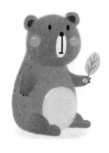

身高与体态的关系

儿童的骨骼相对柔软，有机质含量多，弹性大，可塑性强，这也导致了他们更容易因姿态不良以及肌筋膜张力不对称等原因造成骨骼形变。身高增长与骨骼密切相关，儿童不良的体态会影响身高。

关注脊柱的弯曲度

正常的脊椎曲线呈现 S 形，胸椎与骶椎属于原生性曲线，往后弯曲；而颈椎与腰椎为继生性曲线，向前弯曲。这样的 S 形曲线可以为脊柱骨骼提供适度的弹性与避震功能。

如果脊椎前后左右两侧的肌肉达到平衡，脊椎就会在中轴位置。但若肌肉不平衡，力量大的一侧会将力量小的对侧拉向自己。如此就会出现脊柱侧弯。

脊柱侧弯的原因

脊柱侧弯问题可能是多个身体问题的连锁反应，不良的身体形态将直接影响到骨骼的受力，可影响脊柱的功能。

脊柱侧弯在学龄前和学龄期儿童中比较常见。主要是由儿童不良的站姿和坐姿引起的。在日常学习生活中，应避免一只手撑着头，上半身拧着看书或歪着头侧倾斜写作业等不良姿态。此外，长时间斜跨较重的书包和跷二郎腿也可能引起脊柱侧弯。

轻度的脊柱侧弯在外观上没有明显的改变，但侧弯度越严重，对身高和外在的影响会越明显，也容易使儿童产生自卑心理。

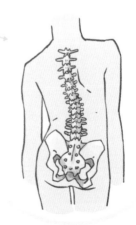

不良姿势、营养不良、脊柱受伤、缺乏锻炼等因素都会造成儿童脊柱侧弯。

扁平足是儿童生长发育中常见的骨骼变形问题。正常的足弓是行走的关键，足弓的高低决定着儿童行走质量，扁平足不仅给孩子带来异常体态，还会给孩子带来一定的心理影响。

足弓的作用

足弓是由足部的骨骼、韧带和肌肉共同构成的向上凸起的弓。足弓是人体很重要的减震系统，当儿童跳跃时，足弓的弹性起着缓冲的作用，减轻落地时全身骨关节受到的冲击力。

足弓的发育

0~3岁儿童足部脂肪较厚，肌肉力量较小，会出现生理性扁平足，儿童的足弓在4~5岁时开始显现，6~8岁是黄金生长期，14岁后基本成形。如果儿童6岁左右还没形成足弓，家长就要重视了。

足弓的发育、形态、健康与否对全身骨骼都会产生影响。儿童在开始学走路的时候，家长应留意，一旦发现孩子存在扁平足且伴随足跟外翻，就需要进行矫正，5~7岁是最佳的矫正年龄。

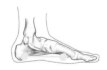 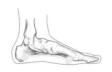 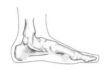 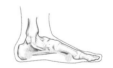

0岁：足底脂肪较厚，遮盖足弓。　4岁：足底脂肪减少，内侧足弓逐渐呈现。　9岁：内侧足弓形成中。　13岁：足弓成形，足部功能完全发挥。

应对扁平足

选择对宝宝的足弓部位有承托作用的鞋子，防止足弓塌陷。

适当的足部锻炼，锻炼宝宝的足底肌肉，如让宝宝用脚趾抓起毛巾、小珠子等。

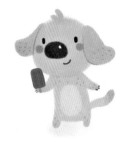

身高与骨龄的关系

骨龄能准确地反映儿童骨骼的成熟度，是评估儿童体格发育情况的重要指标，对判断儿童各年龄段具体身高增长状况具有重要作用。

骨龄与生理年龄

骨龄代表骨骼的发育年龄，也称为生物年龄。骨龄指的是骨骺及小骨骨化中心出现的骨骺与骨干闭合的年龄。骨龄虽然和生理年龄相关，但很多时候并不是同步的。每过一年，我们的生理年龄会增长 1 岁，但骨龄可能只长了不到 1 岁、刚好 1 岁或者超过 1 岁。因此，骨龄与年龄之间会有一个差值，根据差值可判断儿童发育是否正常。

骨龄判断骨骼成熟度

通常，16 岁以下的孩子，可以通过检查左手手腕及左手 X 光片来进行骨龄推算，而 16 岁以上的则一般采用髋或膝处的大关节进行检查。

骨龄差在 2 岁之内，基本属于正常范围；骨龄落后于年龄 2 岁以上则认为骨龄异常落后，有可能存在生长障碍。家长应及时带孩子前往正规医院的儿科门诊，或营养科门诊等进行专业诊断。

骨龄差	发育状态	差值	提示的问题
骨龄与年龄之差在 2 岁以上	发育异常	骨龄 – 生理年龄 > 2 岁	注意生长激素过多、甲状腺等问题
		骨龄 – 生理年龄 < -2 岁	注意生长激素缺乏
骨龄与年龄之差在 1 岁以上	发育提前或落后	骨龄 – 生理年龄 > 1 岁	发育提前，身高增长潜力减小
		骨龄 – 生理年龄 < -1 岁	发育落后，需要定期监测
骨龄与年龄之差在 ±1 岁之间	发育正常	正常生长，定期检测骨龄，便于及时发现生长偏离迹象	

骨龄落后或提前的原因

骨龄落后的原因：长期的营养不良、慢性疾病、青春期发育延迟、生长激素及甲状腺激素的缺乏等都可能导致骨龄落后。影响骨龄的因素很多，家长要通过骨龄意识到孩子的一些潜在问题，才能更好地做出干预，减少影响身高的不利因素。

骨龄提前的原因：常见的原因有儿童性早熟、营养过剩、环境污染、摄入过多垃圾食品等。少数原因是儿童患有肾上腺皮质增生或是肾上腺肿瘤，或体内生长激素存在异常，这些情况也会导致骨龄提前。

通过骨龄预估未来身高

正常骨龄与年龄基本相符，相差不超过 1 岁。但在条件相同的情况下，晚熟者身高增高的潜力更大。以两个年龄都是 9 岁、身高 136 厘米的儿童为例，其中一个骨龄为 8 岁，另一个骨龄为 10 岁。虽然他们此时的身高、年龄都相同，但是骨龄小的骨骺闭合时间晚，生长空间多，比骨龄大的儿童将多出 2 年的身高增长时间，将来的身高也可能会超过骨龄大的儿童。

骨龄落后

儿童身高处于中等或偏高，将来可能是高个子。

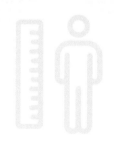

骨龄和身高均位于高线值的儿童

属于早发育者，生长潜力不大。

骨龄提前

儿童身高偏矮，则将来很可能成为矮个子。

通过测量骨龄，可以了解儿童的生长发育潜力及性早熟的趋势，预测儿童的成年身高。了解不同年龄的骨龄变化值对于矮小症等疾病的治疗有很大的指导意义。

身高增长的标准

危险 等级	3rd（危）		10th（差）		25th（较差）	
年龄	身高（厘米）	体重（千克）	身高（厘米）	体重（千克）	身高（厘米）	体重（千克）
出生	47.1	2.62	48.1	2.83	49.2	3.06
2 月	54.6	4.53	55.9	4.88	57.2	5.25
4 月	60.3	5.99	61.7	6.43	63.0	6.90
6 月	64.0	6.80	65.4	7.28	66.8	7.80
9 月	67.9	7.56	69.4	8.09	70.9	8.66
12 月	71.5	8.16	73.1	8.72	74.7	9.33
15 月	74.4	8.68	76.1	9.27	77.8	9.91
18 月	76.9	9.19	78.7	9.81	80.6	10.48
21 月	79.5	9.71	81.4	10.37	83.4	11.08
2 岁	82.1	10.22	84.1	10.90	86.2	11.65
2.5 岁	86.4	11.11	88.6	11.85	90.8	12.66
3 岁	89.7	11.94	91.9	12.74	94.2	13.61
3.5 岁	93.4	12.73	95.7	13.58	98.0	14.51
4 岁	96.7	13.52	99.1	14.43	101.4	15.43
4.5 岁	100.0	14.37	102.4	15.35	104.9	16.43
5 岁	103.3	15.26	105.8	16.33	108.4	17.52
5.5 岁	106.4	16.09	109.0	17.26	111.7	18.56
6 岁	109.1	16.80	111.8	18.06	114.6	19.49
6.5 岁	111.7	17.53	114.5	18.92	117.4	20.49
7 岁	114.6	18.48	117.6	20.04	120.6	21.81
7.5 岁	117.4	19.43	120.5	21.17	123.6	23.16
8 岁	119.9	20.32	123.1	22.24	126.3	24.46
8.5 岁	122.3	21.18	125.6	23.28	129.0	25.73
9 岁	124.6	22.04	128.0	24.31	131.4	26.98
9.5 岁	126.7	22.95	130.3	25.42	133.9	28.31
10 岁	128.7	23.89	132.3	26.55	136.0	29.66
10.5 岁	130.7	24.96	134.5	27.83	138.3	31.20
11 岁	132.9	26.21	136.8	29.33	140.8	32.97
11.5 岁	135.3	27.59	139.5	30.97	143.7	34.91
12 岁	138.1	29.09	142.5	32.77	147.0	37.03
12.5 岁	141.1	30.74	145.7	34.71	150.4	39.29
13 岁	145.0	32.82	149.6	37.04	154.3	41.90
13.5 岁	148.8	35.03	153.3	39.42	157.9	44.45
14 岁	152.3	37.36	156.7	41.80	161.0	46.90

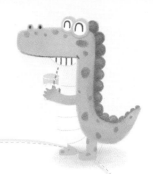

50th（标准）		75th（很好）		90th（非常好）		97th（特别好）	
身高(厘米)	体重(千克)	身高(厘米)	体重(千克)	身高(厘米)	体重(千克)	身高(厘米)	体重(千克)
50.4	3.32	51.6	3.59	52.7	3.85	53.8	4.12
58.7	5.68	60.3	6.15	61.7	6.59	63.0	7.05
64.6	7.45	66.2	8.04	67.6	8.61	69.0	9.20
68.4	8.41	70.0	9.07	71.5	9.70	73.0	10.37
72.6	9.33	74.4	10.06	75.9	10.75	77.5	11.49
76.5	10.05	78.4	10.83	80.1	11.58	81.8	12.37
79.8	10.68	81.8	11.51	83.6	12.30	85.4	13.15
82.7	11.29	84.8	12.16	86.7	13.01	88.7	13.90
85.6	11.93	87.9	12.86	90.0	13.75	92.0	14.70
88.5	12.54	90.9	13.51	93.1	14.46	95.3	15.46
93.3	13.64	95.9	14.70	98.2	15.73	100.5	16.83
96.8	14.65	99.4	15.80	101.8	16.92	104.1	18.12
100.6	15.63	103.2	16.86	105.7	18.08	108.1	19.38
104.1	16.64	106.9	17.98	109.3	19.29	111.8	20.71
107.7	17.75	110.5	19.22	113.1	20.67	115.7	22.24
111.3	18.98	114.2	20.61	116.9	22.23	119.6	24.00
114.7	20.18	117.7	21.98	120.5	23.81	123.3	25.81
117.7	21.26	120.9	23.26	123.7	25.29	126.6	27.55
120.7	22.45	123.9	24.70	126.9	27.00	129.9	29.57
124.0	24.06	127.4	26.66	130.5	29.35	133.7	32.41
127.1	25.72	130.7	28.70	133.9	31.84	137.2	35.45
130.0	27.33	133.7	30.71	137.1	34.31	140.4	38.49
132.7	28.91	136.6	32.69	140.1	36.74	143.6	41.49
135.4	30.46	139.3	34.61	142.9	39.08	146.5	44.35
137.9	32.09	142.0	36.61	145.7	41.49	149.4	47.24
140.2	33.74	144.4	38.61	148.2	43.85	152.0	50.01
142.6	35.58	147.0	40.81	150.9	46.4	154.9	52.93
145.3	37.69	149.9	43.27	154.0	49.2	158.1	56.07
148.4	39.98	153.1	45.94	157.4	52.21	161.7	59.40
151.9	42.49	157.0	48.86	161.5	55.50	166.0	63.04
155.6	45.13	160.8	51.89	165.5	58.9	170.2	66.81
159.5	48.08	164.8	55.21	169.5	62.57	174.2	70.83
163.0	50.85	168.1	58.21	172.7	65.80	177.2	74.33
165.9	53.37	170.7	60.83	175.1	68.53	179.4	77.20

标准值范围内的编号：如 3rd 就是标准内偏低，90th 就是标准内偏高。孩子的身高排在第 25~75 位的属于中等，在第 3~25 位为中下等，在第 3 位以下为下等，属于身材矮小。

0~14 岁儿童身高、体重百分位数值表（女）

危险等级	3rd（危）		10th（差）		25t（较差）	
年龄	身高（厘米）	体重（千克）	身高（厘米）	体重（千克）	身高（厘米）	体重（千克）
出生	46.6	2.57	47.5	2.76	48.6	2.96
2 月	53.4	4.21	54.7	4.50	56.0	4.82
4 月	59.1	5.55	60.3	5.93	61.7	6.34
6 月	62.5	6.34	63.9	6.76	65.2	7.21
9 月	66.4	7.11	67.8	7.58	69.3	8.08
12 月	70.0	7.70	71.6	8.20	73.2	8.74
15 月	73.2	8.22	74.9	8.75	76.6	9.33
18 月	76.0	8.73	77.7	9.29	79.5	9.91
21 月	78.5	9.26	80.4	9.86	82.3	10.51
2 岁	80.9	9.76	82.9	10.39	84.9	11.08
2.5 岁	85.2	10.65	87.4	11.35	89.6	12.12
3 岁	88.6	11.50	90.8	12.27	93.1	13.11
3.5 岁	92.4	12.32	94.6	13.14	96.8	14.05
4 岁	95.8	13.10	98.1	13.99	100.4	14.97
4.5 岁	99.2	13.89	101.5	14.85	104.0	15.92
5 岁	102.3	14.64	104.8	15.68	107.3	16.84
5.5 岁	105.4	15.39	108.0	16.52	110.6	17.78
6 岁	108.1	16.10	110.8	17.32	113.5	18.68
6.5 岁	110.6	16.80	113.4	18.12	116.2	19.60
7 岁	113.3	17.58	116.2	19.01	119.2	20.62
7.5 岁	116.0	18.39	119.0	19.95	122.1	21.71
8 岁	118.5	19.20	121.6	20.89	124.9	22.81
8.5 岁	121.0	20.05	124.4	21.88	127.6	23.99
9 岁	123.3	20.93	126.7	22.93	130.2	25.23
9.5 岁	125.7	21.89	129.3	24.08	132.9	26.61
10 岁	128.3	20.98	132.1	25.36	135.9	28.15
10.5 岁	131.1	24.22	135.0	26.80	138.9	29.84
11 岁	134.2	25.74	138.2	28.53	142.2	31.81
11.5 岁	137.2	27.43	141.2	30.39	145.2	33.86
12 岁	140.2	29.33	144.1	32.42	148.0	36.04
12.5 岁	142.9	31.22	146.6	34.39	150.4	38.09
13 岁	145.0	33.09	148.6	36.29	152.2	40.00
13.5 岁	146.7	34.82	150.2	38.01	153.7	41.69
14 岁	147.9	36.38	151.3	39.55	154.8	43.19

50th（标准）		75th（很好）		90th（非常好）		97th（特别好）	
身高（厘米）	体重（千克）	身高（厘米）	体重（千克）	身高（厘米）	体重（千克）	身高（厘米）	体重（千克）
49.7	3.21	50.9	3.49	51.9	3.75	53.0	4.04
57.4	5.21	58.9	5.64	60.2	6.06	61.6	6.51
63.1	6.83	64.9	7.37	66.0	7.90	67.4	8.47
66.8	7.77	68.4	8.37	69.8	8.96	71.2	9.59
71.0	8.69	72.8	9.36	74.3	10.00	75.9	10.71
75.0	9.40	76.8	10.12	78.5	10.82	80.2	11.57
78.5	10.02	80.4	10.79	82.2	11.53	84.0	12.33
81.5	10.65	83.6	11.46	85.5	12.25	87.4	13.11
84.4	11.30	86.6	12.17	88.6	13.01	90.7	13.93
87.2	11.92	89.6	12.84	91.7	13.74	93.9	14.71
92.1	13.05	94.6	14.07	97.0	15.08	99.3	16.16
95.6	14.13	98.2	15.25	100.5	16.36	102.9	17.55
99.4	15.16	102.0	16.38	104.4	17.59	106.8	18.89
103.1	16.17	105.7	17.50	108.2	18.81	110.6	20.24
106.7	17.22	109.5	18.66	112.1	20.10	114.7	21.67
110.3	18.26	113.1	19.83	115.7	21.41	118.4	23.14
113.5	19.33	116.5	21.06	119.3	22.81	122.0	247.2
116.6	20.37	119.7	22.27	122.5	24.19	125.4	26.30
119.4	21.44	122.7	23.51	125.6	25.62	128.6	27.96
122.5	22.64	125.9	24.94	129.0	27.28	132.1	29.89
125.6	23.93	129.1	26.48	132.3	29.08	135.5	32.01
128.5	25.25	132.1	28.05	135.4	30.95	138.1	34.23
131.3	26.67	135.1	29.77	138.5	33.00	141.9	36.69
134.1	28.19	138.0	31.63	141.6	35.26	145.1	39.41
137.0	29.87	141.1	33.72	144.8	37.79	148.5	42.51
140.1	31.76	144.4	36.05	148.2	40.63	152.0	45.97
143.3	33.80	147.7	38.53	151.6	43.61	155.6	49.59
146.6	36.10	151.1	41.24	155.2	46.78	159.2	53.33
149.7	38.40	154.1	43.85	158.2	49.73	162.1	56.67
152.4	40.77	156.7	46.42	160.7	52.49	164.5	59.64
154.6	42.89	158.8	48.60	162.6	54.71	166.3	61.86
156.3	44.79	160.3	50.45	164.0	56.46	167.6	63.45
157.6	46.42	161.6	51.97	165.3	57.81	168.6	64.55
158.6	47.83	162.4	53.23	165.9	58.88	169.3	65.36

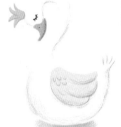

辨别儿童矮小症

我国儿童矮小症发病率约为 3%，所有矮小人群中，需要治疗的 4~15 岁患儿约有 700 万，但每年真正接受合理治疗的儿童不到 3 万名。矮小症会给儿童的心理造成负面影响，会造成不同程度的自卑、抑郁、内向等心理或行为障碍。

如何辨别矮小症

儿童的身高低于同性别、同年龄、同种族儿童平均身高的 2 个标准差或在第 3 个百分位，即定义为矮小症。矮小症通常表现为身材矮小、生长速率减慢、骨成熟延迟、代谢异常等。矮小症病因复杂，以生长激素缺乏引起的最为常见。发现孩子有矮小症可通过手术或药物进行治疗。家长要注意观察孩子的身高变化，定期监测孩子身高，如果发现身高增长异常，要做到早干预、早治疗。

观察国家标准对比：定期测量身高，3 岁以下的孩子使用量床，取仰卧位，测量时头顶与头板接触，测定板紧贴足跟和足底；3 岁以上的孩子则使用尺板，取站位，后脑勺、臀部及双足跟均紧贴尺板，双足跟靠拢，两足尖成 45 度角，稍收下颏，使耳屏上缘与眼眶下缘的连线平行于地面。

观察身高增长速度：生长速率在 2 岁前每年小于 7 厘米，4、5 岁到青春期每年小于 5 厘米，青春期每年小于 6 厘米，提示存在生长障碍。

观察对比同龄儿童：和同年龄同性别的儿童进行比较是最直观的方法。如在一个时期，自家孩子比其他儿童矮的程度很明显，发育状况可能存在异常。

测骨龄：正常的儿童，骨龄和年龄的发育是同步的。但患矮小症的儿童骨龄发育会比年龄落后 2 岁以上。

常见引起身材矮小的原因

遗传和家族因素：如果父母身高相对较矮，那么孩子身材矮小的可能性较大。

出生时体重较轻：如果儿童出生时体重明显低于正常新生儿体重，如低于 2.5 千克，会影响儿童以后身高的增长。

晚发育：晚发育儿童生长速度缓慢，进入青春期的时间较晚，在儿童期身材矮小，但最后的身高可能和正常人无异。

营养缺乏：世界卫生组织对 2 岁以下婴幼儿追踪研究发现，婴幼儿期身高增长主要受营养、环境影响，与种族、遗传无关。

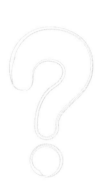

因此婴幼儿期的营养不足短期内会影响体重增长，长期营养不足就会影响身高增长。婴幼儿期是身高增长的快速期，错过了这一生长时期，会使儿童身高低于正常水平。

生长激素缺乏：生长激素的作用不仅促进儿童身高增长，还能促进身体主要器官发育成熟。患有生长激素缺乏症的儿童，除个子矮小外，还会有生殖器官和第二性征的发育不良。

甲状腺功能低下：甲状腺功能低下的儿童，明显较同龄儿童矮小。缺乏甲状腺激素不仅会导致儿童身材矮小，还会影响儿童的智力发育。

因此 3 岁前儿童发生甲状腺功能低下会导致不可逆的智力发育落后，学龄期儿童甲状腺功能低下则会出现不爱说话、不爱活动、大便次数少或便秘、上课注意力不集中、学习成绩不理想等情况，家长要引起重视。

性早熟：性早熟的儿童会提早开始第二性征的发育，男孩表现为睾丸长大、开始长胡须等，女孩表现为乳房开始发育、来月经等。

性早熟使儿童青春期提前，也会导致青春期提前结束，正常的儿童 18 岁还在长高，性早熟的儿童 15 岁可能就会停止长高，由此导致身材矮小。

矮小症治疗原则

儿童矮小症的病因不同，治疗的方法也不同，关键要查出原因，然后进行有针对性的治疗。

甲状腺功能低下造成的矮小：可用甲状腺素治疗，治疗后身高增长加快，会有 1~2 年追赶生长现象。

青春期晚发育导致的身材矮小：这是一种正常情况，不需要特殊治疗。这种情况首先要排除其他因素，并对孩子性征发育迟缓、身材矮小而产生的心理压力及时疏导。定期测量身高，如果孩子青春期迟迟未到，应做性激素检查。

生长激素缺乏导致的矮小：一旦确诊，可以开始生长激素治疗。生长激素是治疗不同原因导致的生长激素缺乏性矮小症的理想药物，在使用药物期间，要谨遵医嘱，同时让孩子适当锻炼、保持充足睡眠、合理饮食、愉悦心情。运动也是促进生长激素分泌的一种方式，不过一定要保证运动的连续性。

营养不良造成的矮小：要注意均衡饮食，避免挑食、厌食，养成良好的饮食习惯。

遗传导致的矮小症：可以在医生指导下，通过改变环境因素激发儿童生长潜能。

精神因素造成的生长迟缓：家长应在精神上安慰、开导孩子，在生活中给予细致的照顾。

成长笔记

身材矮小的儿童多会有心理问题，长期的干预治疗也会加重儿童的心理负担。因此，家长应及时对孩子进行心理疏导。心理治疗有利于提高儿童的心理素质，同时也有利于提高矮小症治疗效果。必要时可咨询专业的心理医师。

关于矮小症常见的认知误区

什么时候是干预儿童长高的最佳时机？矮小症患儿一定要额外补充营养吗？纠正这些认知上的偏差，有助于更好地治疗矮小症。

把"矮小"当成"晚长"，错过最佳的干预治疗机会

正常情况下孩子是按照一定规律长高的。但是有的孩子在前期长得比较慢，后期开始猛长，因此许多家长把"矮小"当作"晚长"，认为小时候身高矮一点是暂时的，以后发育时会长高的。家长要注意分辨"矮小"和"晚长"，如果误把"矮小"当作"晚长"很有可能错过了治疗矮小症的最佳时期。

3~4岁是矮小症的最佳干预期，要定期监测孩子的身高，观察孩子的生长趋势，培养孩子的良好生活习惯，采取针对性手段解决孩子身高问题。一旦发现孩子矮小，要尽快去正规医院进行诊治，尽量做到早发现、早诊断、早治疗，通过早期干预帮助孩子获得理想身高。

补钙能增高：盲目增补营养，影响儿童健康

在儿童营养和热量已经充足的情况下，过量补钙，过量补充维生素可能会导致中毒现象。一些补药或补品含有激素性物质，儿童服用后易导致性早熟，如冬虫夏草、人参、黄芪、沙参等不宜给儿童食用。过量进食可影响儿童对食物的消化与吸收，甚至延缓正常生长发育。儿童是否需要增加营养需要通过专业的营养检测确定，使用营养补充剂需要严格按医生指导进行。

人参可促进性激素分泌，导致性早熟，会影响身体的正常发育。

盲目给矮小症患儿补充营养还可能会使引起儿童矮小症的真实原因被忽视，如缺乏生长激素、患有慢性疾病等。

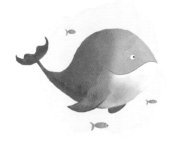

加速儿童长高的4大法宝

如果把儿童比喻成一棵小树苗，那么睡眠、饮食、运动、心理状态就好比阳光、空气、土壤和水分，每一个因素都影响着这棵小树苗的茁壮成长，这也正是儿童长高的秘诀所在。

睡眠：身高可以睡出来

现在儿童受到学业压力的影响，存在入睡困难和睡眠时长得不到保障的问题。然而，睡眠对儿童增高有重要作用。

睡眠促进生长激素分泌

一个人的身高，受睡着时生长激素分泌量影响，生长激素分泌最多的两个时段分别是晚上9点至凌晨1点和早上5~7点。儿童在睡着以后，下肢承受的压力消失，脑垂体的前叶能大量分泌出生长激素，而且可以持续较长的一段时间。因此充足的睡眠非常有助于儿童的身高发育。

儿童在睡眠状态下，分泌的生长激素比白天高出很多倍。儿童睡眠质量越好，生长激素分泌越多，所以想要儿童长得高，不仅要保证睡眠时间充足，还要关注儿童的睡眠质量好坏。

儿童生长激素的分泌并不是连续的，其分泌高峰发生在入睡之后。如果因为经常晚睡或者睡眠质量不好，在本应快速分泌生长激素的时间段不能正常分泌或者受到影响，那么身高增长就要大受限制。

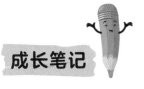

成长笔记

晚上9点半上床睡觉，能在晚上10点进入深度睡眠，晚上10点左右是第一次生长激素分泌高峰。早上5~7点，是第二个生长激素分泌的高峰，儿童最好在早上7点后起床。此外还应达到推荐的8~11小时的夜间睡眠时间，这是帮助儿童拥有足够生长激素的睡眠管理方法。

儿童睡眠最佳时长

通常随着年龄增长，儿童对睡眠时长的需求逐渐减少，到成年趋于稳定。充足的睡眠时间是保证睡眠的质量的前提。儿童比较好动、天性爱玩，活动量大会造成身体疲劳，午睡可以让身体得到休息，恢复精力。孩子年龄越小，越需要通过午睡来补充体力。儿童的最佳睡眠时长可以参考以下标准。

年龄	最佳睡眠时常	不推荐时长
新生儿(0~3 月龄)	14~17 小时	不足 11 小时、超过 19 小时
婴儿(4~11 月龄)	12~15 小时	不足 10 小时、超过 18 小时
幼儿(1~2 岁)	11~14 小时	不足 9 小时、超过 16 小时
学龄前儿童(3~5 岁)	10~13 小时	不足 8 小时、超过 14 小时
学龄儿童(6~13 岁)	9~11 小时	不足 7 小时、超过 12 小时
青少年(14~17 岁)	7~9 小时	不足 7 小时、超过 11 小时

儿童睡眠注意事项

9 点半之前上床：相比睡眠时间长短，儿童什么时候睡觉可能更加重要。不要让孩子熬夜，尽量保证他们在晚上 10 点前进入睡眠状态。

营造好环境：睡觉前，不要让儿童有太大心理压力，可以让他们睡前洗个热水澡，或者喝杯热牛奶。对于比较小的孩子，可以为他准备一个安抚玩具，有助于帮助他尽快入睡。

睡觉时，杜绝"光线"干扰睡眠：儿童睡觉时，要尽量杜绝各种"光"。拉紧窗帘，关掉房间所有的灯，关掉电视机、电脑等。另外，睡前避免让孩子看刺激恐怖的电视节目。

温柔地叫醒："暴力"叫醒的方式会剥夺孩子的睡眠安全感，使孩子受到惊吓。家长可以选择放一首舒缓的乐曲，或者缓缓地、安静地拉开窗帘，利用光线的变化，帮助叫醒孩子。

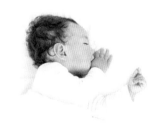

饮食：科学饮食助成长

保证身高增长的基础是均衡充足的营养。矿物质、维生素、蛋白质等营养素均应摄入充足。但家长应注意不过量喂食，让孩子养成良好的饮食习惯。

儿童长高必备营养素

蛋白质：蛋白质是构成人体细胞、组织和器官的重要营养素。对于处于快速生长发育期的婴幼儿来说蛋白质更为关键，他们体内需要大量的蛋白质。婴幼儿蛋白质摄入不足不仅会使身高受到影响，还会影响免疫力。

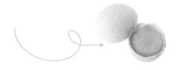

钙：钙是骨骼中的基础组成成分。人体内约99%的钙会集中于骨骼中。对于快速生长发育的儿童，应鼓励他们每天饮用300~400毫升牛奶。但要警惕过量补钙导致的软骨过早钙化、骨骺板提前闭合。因此给儿童补钙要适量。

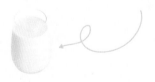

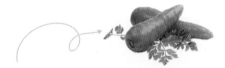

维生素：骨骼的形成和生长离不开维生素的参与。维生素也是人体健康所必需的一类营养素，多数不能在体内合成，必须由食物供给。因此注重儿童膳食平衡很重要，如缺乏维生素A会减缓骨骺软骨细胞的成熟，导致生长迟缓；缺乏维生素D会导致钙吸收不足，易出现软骨症；缺乏维生素C会使骨细胞间质变脆。上述情况都不利于儿童健康成长。

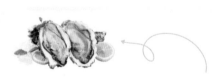

锌：锌对骨骼、皮肤和维持性器官的正常功能都起着重要作用。缺乏锌元素会影响生长激素、肾上腺激素等的合成及分泌，以及蛋白质的合成，从而阻碍儿童正常发育。

水果不能代替蔬菜：水果所含的碳水化合物多是葡萄糖、果糖和蔗糖一类的单糖、双糖，吃到嘴里都有不同程度的甜味，而大多数蔬菜所含的碳水化合物以多糖为主，吃到嘴里感觉不到什么甜味，因此很多孩子偏爱水果而不爱吃蔬菜。

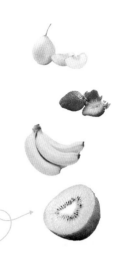

水果中的葡萄糖和蔗糖在进入人体后能够立即被人体利用，但多余的糖分很容易在肝脏转变为脂肪，导致儿童肥胖。水果和蔬菜所含的营养素不同，不能用水果代替蔬菜。

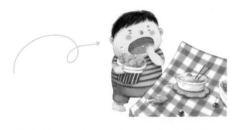

吃太饱不利于长高：儿童的身高在 3 岁前大部分是由营养和环境决定的，而 3 岁后通常是由生长激素决定的，而生长激素在血糖水平低的时候，分泌量会增加。

古语有云：要想小儿安、三分饥与寒。不是让孩子忍饥挨饿，而是如果儿童总是吃得太饱，特别是夜间睡前吃大量食物之后饱睡，血糖水平相对较高，垂体分泌的生长激素自然就变得少了。

饮水要充足：充足的水分摄入可以促进机体新陈代谢，增加营养的吸收，有助于生长发育。青春期的孩子对水的需求尤其多，每天的需水量可达 2000 毫升。

白开水是最佳的补水形式，应将日常饮料替换为白开水，能够减少糖和总热量的摄入。不爱喝水的孩子可以少量多次补充，再就是在清晨喝些温开水，或通过早餐喝豆浆、午餐喝汤、睡前喝牛奶等多种方式补充水分。

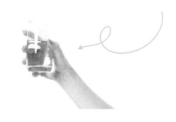

运动：巧运动促进长高

适度的运动对儿童的身高发育有促进作用，但儿童容易在运动中受伤的人群，家长在给孩子安排体育锻炼时要结合实际情况，注意运动时长、强度，并保证运动的安全性。

中等运动强度促进生长激素的分泌

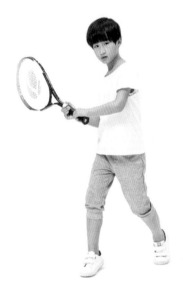

进行中等强度、时长在 20 分钟以上的运动时，血浆中的生长激素含量会增高，进而有效促进身高增长。生长激素一般在运动后 10 分钟才会出现升高，然后慢慢升高，达到一定峰值之后逐渐下降，这个峰值一般出现在运动后的 25~30 分钟，如果之后继续运动，生长激素也会下降。

在运动时长相当的情况下，强度高一点的运动对生长激素分泌的刺激作用相对比较明显。其次是运动时长，运动时间长一点，生长激素水平一般会高一点，但是如果运动时间太长，生长激素水平反而会降低。儿童中等强度的锻炼不宜超过 90 分钟。

如果儿童连续几天进行某项运动后出现疲倦、精神不佳、食欲下降等症状，要考虑当前运动方式和运动强度是否合适。

运动建议

建议 5~17 岁的儿童和青少年每天应累积至少 30 分钟的中等至高强度体力活动。

起床后、睡觉前不宜做剧烈的运动。

大部分日常运动应该是有氧运动，每周至少进行 3 次抗阻运动，包括增强肌肉和骨骼的运动。

促进儿童长高的运动

人的身高取决于骨骼的生长发育情况。与运动相关的骨骼部分主要是下肢骨及脊椎骨，这也是影响身高主要的骨骼部分。所以促进长高的运动应该是对脊椎和下肢有良性刺激的运动，同时还应做一些拉伸类的形体训练，保持良好的脊柱弯曲度以及健美的身姿。

运动类型	运动项目	运动效果
跳跃运动	跳绳、篮球、立定跳远、摸高跳等	跳跃运动能够牵拉肌肉和韧带，刺激软骨增生，对脊柱、四肢骨骼的增长有很大帮助。例如跳绳、摸高跳是刺激骨骺板、促进生长的代表性运动。每天10分钟跳绳就可以帮助儿童长高
拉伸运动	伸展体操等	拉伸运动可以使全身各个部分都得到充分的舒展和锻炼，促进脊柱骨的生长，但要有选择性地进行一些拉伸运动

不适合儿童的运动

处于生长发育期的儿童运动时要注意保护骨骼，不是所有运动都能帮助儿童长高。超过儿童耐受能力的高强度运动对身高增长反而是不利的，如频繁跪地的舞蹈动作、过度拉伸韧带的运动，还可能会对儿童的健康造成一定的损害。

举重：举重运动会严重压缩骨骼关节，对长骨连接处的软骨组织形成挤压。经常进行举重训练不仅不利于长高，还会增加腰部负担，导致肌肉劳损。因此16周岁前还处于生长高峰期的孩子，不建议经常进行举重类负重运动项目。

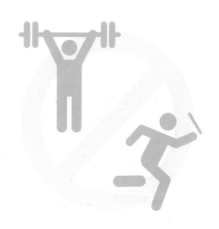

马拉松：适当跑步训练可以有效刺激身体各关节生长，但是马拉松持续时间长、运动量大，对于骨骼未发育成熟的儿童来说危险性较大，不适合处于生长发育期的儿童。

心理：爱是身高增长助推剂

情绪对儿童身高也会有影响，心理压力大的儿童身高增长往往不尽人意。愉悦的心情就像催化剂，可以使睡眠质量提高，营养吸收更好，从而有利于身高的增长。

心理矮小症

家长都希望孩子能身心健康，但大部分家长更多地关注孩子身体上的发育，而疏忽了他们的心理情绪也会影响到身体的发育。医学上有"心理性矮小症"，指儿童因为缺乏爱和关心而停止发育，身高增长缓慢，最终导致身材矮小的现象，也称为"社会心理型矮小症"。

学业、家庭或环境等各种因素导致儿童情绪急躁、食欲不振、睡眠质量不佳、消化不良、抵抗力差等，影响生长激素分泌，对儿童身高增长产生不良的影响。

不良情绪影响生长激素分泌

儿童的成长离不开生长激素的作用。对于儿童生长激素的分泌，其中重要的一点就是情绪。儿童缺爱，或情绪长时间受到压抑，就会影响到生长激素的分泌。研究表明，被考试压力笼罩的儿童，生长速度比假期中的生长速度要慢。

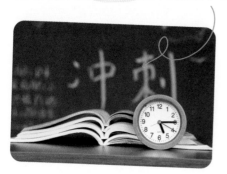

此外，情绪具有感染力，家长的负面情绪会影响到孩子的心理与长高。研究人员发现因家庭关系紧张而变得精神紧张的儿童，其体内的生长激素分泌率远远低于其他儿童。

2 种常见的儿童心理问题

一种为"分离紧张感"，指儿童恐慌与父母分离，年龄越小，这种心理越强烈，如不愿断奶，不愿去学校，不肯与父母分开睡等。家长不要躲开孩子，或者强制性地离开孩子。只有当孩子知道他的背后有依靠的时候才会更愿意往前迈出一步，家长应一点点地让孩子学会独立。

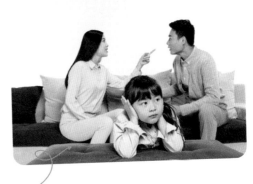

一种是"长期紧张焦虑症"，表现为性情胆怯、缺乏自信、害怕别的孩子不喜欢自己、担心自己做事不如别的孩子好等。家长在发现孩子出现紧张焦虑情绪倾向后，应给予关注。孩子的世界虽然单纯，但是他们也会顾虑很多，心理专家建议家长应关注 7 岁以上孩子所担心的事，比如父母关系、家庭经济、自己容貌、言谈举止、身材高矮等。

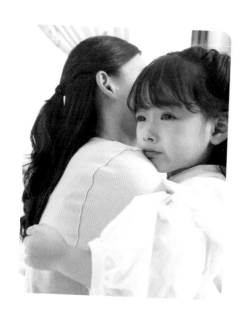

家长错误的做法

不问清楚原因就批评：孩子对于一些事情还没有建立自己的是非观念，家长应该更多地进行引导，帮他们树立正确的价值观。

不分场合就批评：孩子的自我意识和自尊意识很早就形成了，家长在公共场合的严厉批评会严重打击孩子的自尊心，并对父母产生抵触的情绪。家长对孩子的批评可以私下交流，并给他们提出针对性的建议。

不断批评孩子过去的错误：如果家长总是提醒孩子过去犯过的错误，会让他们感到厌烦，产生逆反情绪，并且会在心理上形成潜意识负罪感，影响孩子的自信心。家长应针对孩子某一错误行为，言简意赅地解说透彻，并进行正确的引导。

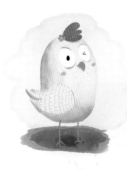

长高疑问一箩筐

儿童的长高有其自然生长发育规律，既取决于先天的遗传因素，也会受后天环境因素的影响。家长要科学评估儿童的生长情况。

父母不高，孩子一定矮吗

父母个子不高，孩子仍是有可能会长高的，因为人的身高受遗传因素、饮食因素及环境因素等多方面的影响。日常生活中可以看到，父母不是特别高，但孩子会比父母高出许多的情况，这就是除先天遗传因素外，后天因素发挥影响的结果。

科学研究表明，遗传因素是决定身高的主要因素，占到55%~90%，其余受外在环境影响。后天因素对儿童的身高影响，能够达到遗传身高基础上的±7.5厘米左右。

如果想让儿童增高，首先应该确认儿童骨骺线未闭合，同时生长激素分泌在正常范围内，并且要保证日常充足的营养，适当地补充钙质，保证各种微量元素及蛋白质的摄入。其次保证睡眠时长和睡眠质量，因夜间是生长激素分泌的最佳时间。同时让儿童多做一些弹跳运动，例如打篮球、跳绳等，这些都对身高的增长有积极作用，最后保证儿童拥有健康的心理状态。

计算儿童的遗传身高

遗传身高能反映父母的平均身高。遗传身高公式只能作为儿童身高的一个参考，大概判断儿童的遗传身高在什么水平。

男孩身高范围 =（父亲身高 + 母亲身高 +13）÷2±4

女孩身高范围 =（父亲身高 + 母亲身高 -13）÷2±4

月经初潮后身高就停止增长了吗

女孩在青春期月经初潮以后，身高还能不能继续增长是很多家长的疑问。

初潮后仍有长高的可能

青春期早期由于体内激素大量分泌，女孩的身高增长比较明显，年生长速率接近 10 厘米。一般过了身高快速增长的高峰期月经就会出现。初潮出现后，女孩身体会分泌促性腺激素，它在很大程度上会抑制生长激素的分泌，身高的增长开始慢下来。

研究发现这时身高生长速度虽然减慢，但并未停止，月经初潮后身高还能继续增长。此时女孩身高仍有 1~3 年的缓慢增长期，平均每年长高 4~5 厘米，是身高临近终点前的冲刺期，增长幅度也因人而异。

女孩来月经的时间

据调查，我国女孩初潮的平均年龄为 12.4 岁，最佳时间是在 12~16 岁，约有 95% 的女孩在 12~14 岁出现初潮。女孩来月经的时间因为遗传、环境、地区等各种因素会有差异，一般妈妈初潮来得晚，女儿的初潮也会比较晚；女孩的心理状况也会影响初潮时间。

如果女孩初潮时间来得比较早，比如早于 10 岁，意味着可能性早熟。女孩体内雌激素分泌过早、过多，骨骺线可能会提前闭合，生长周期缩短，身高增长容易提前停止，要引起家长注意。

女孩月经初潮后，只要骨骺线没有闭合，还会再长高。

47

"二十三，窜一窜"是真的吗

民间有一种说法叫"二十三，窜一窜；二十五，鼓一鼓"。是说人到了 23 岁还能再长高一次。但这一说法在现代人身上并不具有太大的有效性，家长还是要抓住孩子长高的关键期，及时对身高进行管理。

骨骺线没闭合，身高就能长

20 世纪七八十年代，许多人年龄到了 23 岁，仍然有最后一次长高的机会。其主要原因是由于过去的物质生活条件不够丰富，造成营养不良，导致生长发育迟缓。后来营养条件得到改善，恰好骨骺线还处于未完全闭合的状态，身高再长一些是有可能的。

但现在如果家长把"矮小"当作"晚长"就不合适了。医学专家认为，由于社会经济发展和生活水平的提高，儿童成熟速度加快，青春期提前和最终身高长成的时间提前的现象更为多见。之前人们可能达最终身高的年龄是 23 岁，如今则提前到 18 岁左右。

对于现在大多数人，年龄到了 23 岁，骨骺线已经完全闭合了，身高也就不再增长了。所以"二十三，窜一窜"这个说法的有效性，仅仅针对那些到 23 岁骨骺线还没有闭合的人。若期待 23 岁还能再长，错过儿童长高的最佳时机，对于儿童的生长发育是十分不利的。

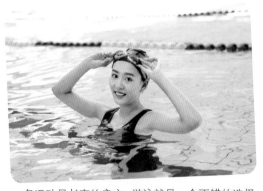

骨骺线的闭合时间因个体条件不同而不同。有的人在 16~18 岁就会闭合，有的人在 19~24 岁闭合。如果想要长高，就要抓住骨骺线闭合之前的时间，让孩子多运动、保证足够的睡眠、补充足够的营养，在黄金时间去长高，不能依赖于"二十三，窜一窜"。

多运动是长高的良方，游泳就是一个不错的选择。

脚大能不能长高个

个子高的人相对脚大：脚大的儿童并不都是高个子，脚大有遗传基因的影响，也有后天的因素，因此不能说个子高的人脚大。个子高的人相对而言脚比较大，是因为人的各个器官的生长发育在正常情况下都是成比例的，所以相对来说，个子高的人，脚部需要更大的受力面支撑身体平衡，所以脚一般都比较大。

身高和脚的大小没有直接关系

身高和脚长的比例是确定身体发育的一个客观条件，但并不是绝对的，只能起到参考的作用。因为身体的发育和很多因素都有关系，需要综合考虑，不能片面做出决定，而且没有任何明确的定论提到根据脚的大小可以判断儿童的身高。

研究人员曾调查统计了 10 月龄到 16 周岁孩子的脚掌长度和身高的对比表，结果虽然表明人的身高和脚掌都在不断地增长，但它们之间并没有固定的比例，也就没有准确的数据关系。

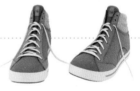

拒绝不合适的鞋子

儿童的鞋穿不好，很容易导致扁平足、蹈外翻等问题，选择合适的鞋对儿童来说很重要。

叫叫鞋：这种鞋虽然能让宝宝感到新奇、有趣，但在幼儿期过早束缚宝宝的脚，不利于骨骼发育和足弓的形成。

硬底鞋：12 岁前的儿童不要穿过硬的鞋子，因为他们的足弓和韧带正在发育，过硬的鞋子没有弹性，走起路来不舒适，时间长了还有可能造成疼痛。

大码鞋：宝宝经常穿过大的鞋子走路容易摔跤，走路时变得小心谨慎、不自然，还可能影响宝宝的足弓发育，让宝宝养成不良的走路习惯。走路姿势不正确，时间长了会影响脊椎发育。

小码鞋：小码是指"顶趾"的鞋子，一般是去年或者上一季的旧鞋，家长选择让孩子再穿一季。小码的鞋子会影响儿童骨骼的发育，时间久了会有疼痛感。

喝牛奶真能长高个吗

牛奶可以提供多种营养成分,如蛋白质、钙、多种维生素、活性营养物质等,其中的蛋白质和钙能够有效地促进身高增长;活性营养物质,如免疫球蛋白、乳铁蛋白等,能够增强身体的免疫力。但如果以牛奶代水或仅喝牛奶,儿童会对其他食物失去胃口,导致营养不均衡,反而会阻碍生长。儿童可以喝牛奶,但过量并不好。儿童需要多摄入含钙丰富的食物,这些食物不仅仅是奶制品,还可以是豆制品、蔬菜等,多样的食物才是正确的选择。

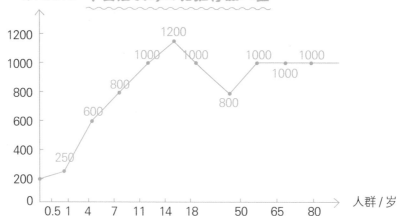

中国居民每日钙推荐摄入量

钙（毫克/天）

人群	钙（毫克/天）
0.5	200
1	250
4	600
7	800
11	1000
14	1200
18	1000
50	800
65	1000
80	1000

人群/岁

不同牛奶的类型

类型	优点	缺点
巴氏杀菌乳	杀死原料乳中的致病菌,同时又尽可能地不影响牛奶中的营养物质	生产后需要冷藏保存,贮藏温度需在4℃左右,保质期较短,一般在5~8天
高温杀菌乳	杀菌的同时,可以保留牛奶中的一部分活性物质	未开封时的保质期较长,可以到15天左右,有些需要冷藏
超高温灭菌乳	不开封的情况下,保质期通常在6~12个月,常温保存即可	杀灭牛奶中几乎所有的微生物,破坏了许多热敏感的营养物质

骨骺线闭合了还能长吗

骨骺线闭合，四肢长骨不再增长： 骨骺线就是骨骺与骨干之间的软骨，在 X 光片上表现为一条较宽的透光带，它随着年龄的增长而逐渐变短。当骨骺与骨干之间的软骨完全骨化后，就形成一条紧密的缝，此时骨骺线完全闭合，骨骼停止生长。

青春期发育过后，骨骺线就开始变得模糊，这就意味着骨骺线快要闭合了，骨骼不会再长了。骨骺线闭合之后，人很难再长高。

拉伸脊椎可以变高

骨骺线闭合，身体的长骨一般不会再长，但是脊柱可以看作另一个身高长高的因素。因为人的脊椎闭合的时间通常比四肢要晚，因此骨骺线闭合之后，脊椎还是有生长的空间的，大概会生长到23~26 岁。

决定人体身高的不仅是骨骼本身，还包括骨骼间隙和骨间组织，成年人可以通过一段时间的拉伸运动来改变骨骼间隙，使骨间组织恢复最佳厚度，骨骼间有充分的空隙。运动不但能使身体更加健康，协调性更好，身高也会增长2~5 厘米，这样的增高方法被称为物理增高方法。

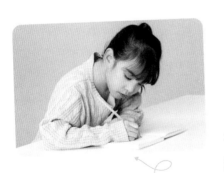

身高和体态也有一定关系，比如有的人有弯腰、驼背的习惯，只要通过矫正姿势，挺起胸膛，身高可能会相应地增加。这也是一种提高身高的方法。

第二章

0~3岁 科学喂养是长高的基础

0~3岁是儿童长高的第1个黄金期，也是儿童生长速度最快的时期。在这个黄金期，想让儿童健康、快速地成长不可忽略几个方面：一是喂养；二是睡眠；三是游戏和运动；四是家人的爱与呵护。帮助孩子从小养成健康的生活习惯，才能更好地挖掘孩子的生长潜能。

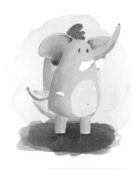

科学身高管理从0岁开始

家长都希望自己的孩子能够长高。那么应该从几岁开始注意儿童身高的增长情况，并且开始管理呢？答案是0岁，从出生开始到身高发育结束为止。

0~3岁：长高的第1个黄金期

儿童出生时身长大约50厘米，0~1岁时会比较迅速地增长，平均增幅为20~25厘米。到了1~3岁就慢下来了，平均每年增幅8~10厘米，3岁后平均每年增幅为5~7厘米。0~3岁期间，家长对孩子进行有效的身高管理，对成年后总体身高至关重要。

做好身高监测

儿童在不同的发育阶段，身高的增长速度有所不同。家长定期准确地测量孩子的身高体重，并做记录，绘制身高体重生长曲线图，这样可以更直观地看到孩子的生长发育状况。

监测的频率

1~3岁期间，3个月监测一次。

6~12月龄的婴儿，2个月要监测一次。

3~6岁期间，半年监测一次。

0~6月龄的婴儿，每月监测一次。

超过6岁的儿童，半年到1年监测一次。

如果宝宝出生后存在一些问题，如早产、新生儿期严重疾病等都被列为高危儿，监测的频率要较正常宝宝的标准提前一个月龄段，比如8月龄的早产儿，仍需要1个月监测一次。

具体测量方法

1 0~3岁的宝宝测量时应采取仰卧位，称为量身长；3岁以后的孩子则采取立位测量，称为量身高；一般立位的测量值较卧位少1~2厘米。

卧位测量：仰卧于较硬的平板上，腿伸直，测量头顶至脚跟的长度。

立位测量：让孩子脱鞋直立，双眼平视前方，头后部、胸、脊柱、臀部靠墙，脚后跟并拢，尽量成一条直线，反复测量3次，取平均值。

2 要在同一个时间测量身高，上、下午身高稍有不同，上午的身高较下午身高稍高。

3 记录孩子的生长情况，可以在标准生长曲线图上记录每次测量的数值，连成一条曲线，观察孩子的身高与标准数据之间的差距。

4 还可测量体重、坐高、指距、头围等。

成长笔记

　　建议家长认真学习测量和记录方法，自己在家做好监测，根据生长曲线观察孩子近期、远期的生长状况。如果通过监测记录发现孩子身高增长与规律不符，需及时到正规医院由专业医生进行分析诊断，对孩子身高进行科学有效的干预。

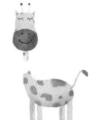

母乳是宝宝最好的食物

母乳是给宝宝最好的礼物，特别是免疫因子丰富的初乳，更是为诞生不久的宝宝提供了第一道保护伞。母乳是促进宝宝健康、长高的首选食物。

母乳喂养对宝宝的好处

母乳为宝宝提供了理想的营养，包含了丰富的维生素、蛋白质、脂肪和众多免疫因子，满足 6 个月内宝宝成长所需要的一切营养物质，而且母乳比婴儿配方奶粉更容易消化和吸收，对宝宝的成长、发育有非常重要的作用。

增强抵抗力

母乳中含有的抗体可以帮助宝宝抵抗病毒和细菌，尤其是初乳具有浓度很高的免疫物质。母乳喂养可以降低宝宝患哮喘或过敏的风险。另外，前 6 个月完全母乳喂养的宝宝，患耳部感染、呼吸道疾病和腹泻的概率更小。

促进生长发育

对于婴儿期的宝宝来说，坚持母乳喂养是最好的促进骨骼发育的方法。母乳中的钙磷比例适当，能够有效提高宝宝对钙质的吸收，促进骨骼的生长和发育。母乳中富含生长因子和生长激素，对新生儿大脑、中枢神经系统以及视力发育有重要影响，同时有助于新生儿肠道以及呼吸道的发育与成熟。

增加宝宝的满足感和安全感

宝宝出生后，吸吮母乳可以给宝宝带来满足感和安全感。妈妈和宝宝身体上的亲密接触以及眼神交流，有助于建立密切的亲子感情。

合理体重增长

母乳喂养的宝宝在成长过程中更有可能增加适量的体重，而不是成为超重儿童。母乳喂养可以降低宝宝未来患糖尿病、肥胖症和某些癌症的风险。

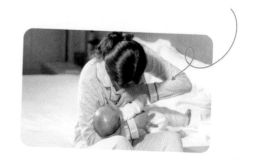

6 月龄以内纯母乳喂养

世界卫生组织（WTO）和联合国儿童基金会（UNICEF）建议母乳喂养至少 2 年。中国营养学会建议 6 月龄内坚持纯母乳喂养，7~24 月龄可进行母乳与人工混合喂养，并可持续到 2 岁或以上。

母乳喂养到宝宝 2 岁是有非常充分的科学依据的。母乳保护宝宝的免疫系统和大脑发育。宝宝体内的抗体每 3~6 个月要经历一次衰亡。直到宝宝约 24 月龄时，体内的免疫细胞才能够成熟地生产足够的抗体，满足身体大部分的需求。在这期间母乳能够为宝宝不断提供新抗体，提高宝宝的免疫力，这也是母乳喂养期间的宝宝患病概率较低的原因。

母乳促进宝宝智力发育

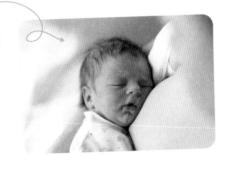

人类大脑发育最快的阶段是胎儿期的最后 3 个月和出生后最初 2 年。在宝宝 2 岁时，大脑重量已达到成年人的 75%。母乳对于宝宝大脑来说，不仅仅提供适合的营养和能量，更主要的是促进和保护大脑发育。

6 月龄之前的宝宝身体在快速发育，需要的营养非常多，但免疫力和消化功能发育还不完善。母乳是为宝宝量身打造的，易于宝宝消化吸收，能最大限度地满足宝宝需求的营养物质。宝宝唾液中的消化酶含量较少，牙齿也未萌出，无法进食食物，所以 6 月龄之前的宝宝吃纯母乳是最好的。

成长笔记

产后尽早开奶，尽量使新生儿的第一口食物是母乳。可以让宝宝反复吸吮乳头，促进开奶，尽量不使用奶瓶哺喂人工挤出来的母乳。坚持 6 月龄内纯母乳喂养，从按需哺乳到规律哺乳，两侧乳房交替哺喂，每天 6~8 次或者更多。按时监测宝宝的各项生长指标，保持健康发育。

宝宝出生后的关键营养素

母乳喂养可以提供给宝宝充足的营养。在宝宝 6 月龄以内，一般无须再额外补充营养，但母乳中的维生素 D 和维生素 K 含量较低，不能满足宝宝的需要，家长注意及时给宝宝补充。

宝宝出生后宜补充维生素 D

宝宝出生后，生长发育快，骨骼生长迅速，钙磷代谢活跃，需要维生素 D 参与调节。母乳中的维生素 D 含量较低，母乳喂养的宝宝不能通过乳汁获得充足的维生素 D，因此在宝宝出生 2 周后，需要使用维生素 D 油剂或乳化水剂，每日补充 10 微克维生素 D，可以在哺喂前将滴剂滴入宝宝口中。如果是配方奶喂养的宝宝，只要配方奶粉符合国家标准，那么其中就含有足量的维生素 D，不需要额外补充。

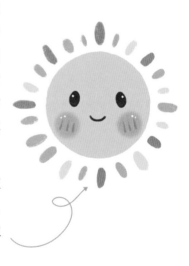

晒太阳能够帮助宝宝获得维生素 D。因为人体皮肤中所含的 7- 脱氢胆固醇通过阳光中的紫外线照射，并在体内加工转化为具有活性的维生素 D_3。因此维生素 D 又叫"阳光维生素"。

早产或剖宫产宝宝宜补充维生素 K

母乳中的维生素 K 含量也较低，不能满足宝宝的需要。足月顺产的宝宝在母乳喂养的帮助下，能较快建立正常的肠道菌群，体内可以提供维生素 K。剖宫产、早产儿和开奶较晚的宝宝由于生长较快，对维生素 K 需求增加，但体内菌群没有及时建立，无法合成足够的维生素 K，容易出现维生素 K 缺乏性出血性疾病。

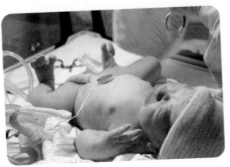

宝宝出生后到 3 月龄，可以每日口服 125 微克维生素 K，也可以由医护人员连续 3 天注射 5~11 毫克维生素 K。

如何判断宝宝是否吃饱

哺乳次数：出生后 1~2 月龄每天需要哺乳 8~10 次，3 月龄时每天至少哺乳 8 次。

排泄：每天换 6 块以上的湿尿布。如果是纯母乳喂养，宝宝 24 小时小便次数达 6 次以上，是宝宝吃饱的一种表现。如果小便次数不足 5 次，就说明奶量不够，宝宝可能没有吃饱。母乳喂养的宝宝大便的形状是黄色的软便，每天大便 2~4 次，这表明奶量充足。

睡眠：能够安静入睡 4 小时左右，不哭闹、进入深度睡眠，表明宝宝是吃饱的状态。

体重：3 月龄的宝宝体重为 4~7 千克。6 月龄内的宝宝，平均每月增加体重 600 克。大于 6 月龄的宝宝平均每月体重增加 500 克。体重增加正常说明母乳充足，宝宝吃得饱。

精神：宝宝吃饱了就会情绪良好，表现为心情愉快、爱玩爱笑、眼睛闪亮、反应灵敏。

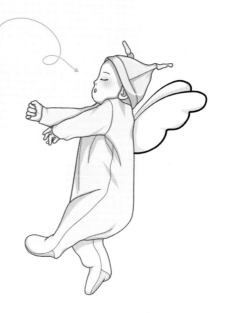

成长笔记

宝宝出生后数日开始每日补充 10 微克维生素 D。

6 月龄以内，纯母乳喂养能满足宝宝骨骼生长对钙的需求，不需要额外补钙。

新生儿出生后宜及时补充维生素 K。

通过观察宝宝的尿量、大便、体重，及时发现宝宝的母乳摄入量是否充足，这关系到宝宝的营养摄入和身体生长发育。

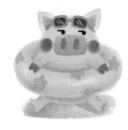

早产宝宝的特殊喂养

早产宝宝是指在孕37周以前出生的宝宝。早产宝宝吸吮及吞咽能力均较弱，生长发育和足月宝宝不一样，需格外用心喂养护理。

早产宝宝的喂养方式

1 母乳喂养： 对于出生体重大于2千克、无营养不良以及高危因素的早产儿，母乳喂养最好。

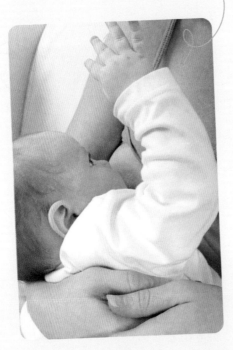

2 母乳喂养加母乳强化剂： 如果宝宝体重较轻，或出院前评估营养状况不理想的宝宝，单纯的母乳喂养可能不能满足他生长所需的蛋白质和矿物质需要。因此，国际上推荐母乳喂养的早产儿需要添加含蛋白质、矿物质和维生素的母乳强化剂，以满足早产儿的营养需求。

在使用母乳强化剂开始的24小时内，应该只给宝宝能承受最大喂食量的一半，之后再根据宝宝能承受的全部食量来强化。母乳强化剂喂养的持续时间，要根据宝宝的个体差异而定。一般来说，早产宝宝出生时体重较轻，建议强化到宝宝3月龄再停。如果宝宝出生时有高危因素，或生长缓慢可能要适当延长至6月龄左右。

3 早产儿配方奶： 母乳中的蛋白质、钠、钙不能满足早产儿的生长需要，建议添加早产儿配方奶，以作为母乳的补充。

早产宝宝的喂奶方法

哺喂早产宝宝的方法，应根据宝宝的具体情况而定。

宝宝出生时的情况	哺喂方法
体重较重且已有吮吸能力	可直接哺喂母乳。如果妈妈仍未开奶或者母乳不足，可用奶瓶喂养。要选用小号奶瓶，这样便于奶液保温。奶嘴质地要软，选择适合新生儿用的小流量开孔
体重较轻、吮吸吞咽能力不全	用滴管吸取奶水后，沿宝宝的舌根慢慢滴入。滴奶时不要向咽喉部灌满，以免宝宝呛入气管
孕周小于 32 周、体重小于 1.5 千克	需为其静脉输入各种和母乳接近的氨基酸和脂类、10% 葡萄糖液、各种维生素和电解质

早产宝宝喂养注意事项

按需喂奶：早产宝宝吃得慢，妈妈要有耐心，喂奶过程中给宝宝一定的休息时间。给宝宝喂奶 1 分钟，停下来休息 10 秒钟，再继续喂，这样可避免吐奶。

冲调配方奶的温度要适宜：一般以奶滴在手腕内侧不感到冷或烫为宜。滴管喂养最好在医生的指导下进行，切勿盲目乱插管，以免导致宝宝咽喉、食管受损。

配方奶要严格按照说明冲调，冲调的浓度不要过高：因为早产宝宝肾脏没有发育完善，浓度过高对肾脏造成负担，而且喝浓度过高的配方奶容易导致腹泻，引起身体脱水。

喂早产宝宝要特别用心，最好使宝宝处于半卧位：因为早产宝宝的吞咽功能还不完善，有时会发生吐奶或呼吸不协调的现象，致使奶液逆流至咽喉部，再吸进肺部，引起吸入性肺炎。

成长笔记

对于早产儿来说，不适宜和同龄的宝宝比身高和体重，而是要进行定期体格检查，监测生长发育水平。恰当地补充营养，可使其保持较快的生长速度，迅速追赶上正常宝宝。如果喂养不当，早产儿生长发育的最佳时期就会错过，影响身高、体重的增长。

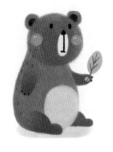

添对辅食，助力宝宝成长

宝宝成长到6月龄时，单纯吃母乳已不能满足身体的需要，而这个时期是宝宝生长发育最快的时期。添对辅食，使宝宝生长过程的营养需求得到满足，有利于宝宝的发育。

1 由奶向辅食转换： 宝宝6~12月龄时，生长发育的营养主要是通过母乳或配方奶中获取，应保证每天奶量不低于600毫升，配以简单的辅食；宝宝1岁以后，饮食应转换为以主食、蔬菜、肉、蛋等为主，母乳或配方奶为辅。

2 添加辅食的方法： 添加辅食的方法是从少到多、由稀到稠、由单一到复杂。添加辅食的时间最早不应早于4月龄，否则容易消化不良；最晚不应晚于7月龄，否则易导致营养不良，都不利于宝宝的身高、体重、大脑等发育。

3 预防缺铁性贫血： 6~12月龄是缺铁性贫血高发的时期，宝宝6月龄时可添加富含铁的米粉。在宝宝7月龄时可尝试在辅食中添加含铁量丰富的食材，如红肉、动物肝脏、动物血制品等。

4 重视微量元素的摄入： 瓜果类及根茎类蔬菜、豆类、肉类等食物含有丰富的维生素、矿物质等营养，而其中所含的钙、铜、磷等矿物质元素是骨骼的主要组成成分。此外，上述营养素还可以促进宝宝体内新陈代谢，增进营养吸收，生长发育得更好。

5 2岁前加调料需注意： 宝宝进食甜食过多会导致肥胖，影响长高；1岁以前辅食不宜加盐，过多的盐会导致宝宝肾脏负担过重，建议在1岁后少量加入；辣椒、胡椒等刺激性香辛料会刺激宝宝肠胃，引发消化问题，不利于营养吸收，建议2岁之后再给宝宝适量尝试。

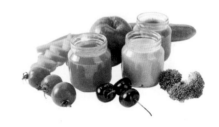

提倡顺应喂养

顺应喂养是宝宝辅食添加的重要原则。顺应喂养要求父母根据宝宝的年龄准备适合的、有营养的食物，及时关注宝宝饥饿或饱足的信号，提供或终止喂养。在良好的就餐环境下，鼓励宝宝进食，当宝宝不愿意吃某种食物时，切勿强迫，可改变方式，常常会收到良好的效果，如在宝宝饥饿时尝试给予。

如何进行顺应喂养

6 月龄内的婴儿：主要的喂养模式由按需喂养模式向规律喂养模式递进。宝宝哭闹时应及时喂哺，家长不要强求喂奶次数和时间，出生后最初一段时间每天喂奶的次数在 10 次以上。随着宝宝月龄的增加，应逐渐减少喂奶次数，例如 4~5 月龄的宝宝每天喂奶的次数应调整为 6 次左右。这样有助于建立规律喂哺的良好饮食习惯。

7~24 月龄婴幼儿：家长应耐心喂养，鼓励进食，不强迫喂养。家长应允许宝宝在准备好的食物中挑选自己喜爱的食物，对于那些宝宝不喜欢的食物，家长应反复提供，并鼓励进食。

鼓励并协助宝宝自己进餐，培养进餐的兴趣。进餐时不看电视、不玩玩具，家长要把宝宝的进餐时间控制在 30 分钟以内。如果宝宝没有在 30 分钟内吃完饭，就视为宝宝不饿，不能无限延长进餐时间。进餐时爸爸妈妈与宝宝应有充分的交流，不以食物作为奖励或惩罚。

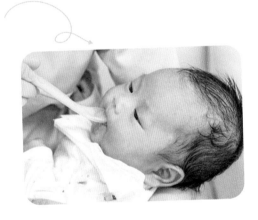

成长笔记

辅食期的宝宝比较小，家长要多点耐心，避免责骂。宝宝做得好的地方要及时给予表扬。教育宝宝最重要的是父母以身作则，给儿童树立一个良好的榜样。

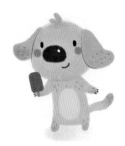

不同阶段宝宝膳食安排

随着宝宝的生长发育，家长应根据宝宝的生长情况，顺应宝宝的需求进行喂养，及时添加辅食，合理安排进餐时间，培养宝宝良好的饮食、作息习惯。

合理安排宝宝进餐时间

培养宝宝良好的饮食作息习惯，应该将宝宝辅食喂养的时间安排在家人进餐的同时或相近时段。宝宝满 6 月龄，应逐渐减少夜间喂养的次数。6~9 月龄，母乳喂养 4~6 次，辅食 2 次；10~12 月龄，母乳喂养 3~4 次，辅食 2~3 次；13~24 月龄，每天辅食 3 次，母乳喂养 3 次。

6~9 月龄宝宝膳食安排

为了保证营养供给，6~9 月龄的宝宝每天母乳量不应低于 600 毫升，每天保证母乳哺喂不少于 4 次。6~9 月龄属于添加辅食的起始阶段，主要是为了让宝宝适应新食物，并逐渐增加辅食量，每天辅食喂养次数由开始的 1~2 次，逐渐增加到 2~3 次。

在给 6~9 月龄宝宝引入新的食物时，要特别注意观察是否有食物过敏现象，如果在喂食新的食物后的 1~2 天出现呕吐、腹泻、湿疹等不良反应，应停止喂养，待症状消失后，从小剂量开始尝试。

早上 7 点：母乳 / 配方奶

早上 10 点：母乳 / 配方奶

中午 12 点：泥糊状辅食，如婴儿米粉、黏稠的肉末粥、菜泥、果泥等

下午 3 点：母乳 / 配方奶

下午 6 点：各种泥糊状辅食

晚上 9 点：母乳 / 配方奶

夜奶：母乳 / 配方奶（可选择）

10~12 月龄宝宝膳食安排

10~12 月龄的宝宝每天需要母乳或配方奶 600 毫升, 母乳喂养 3~4 次, 每天添加辅食 2~3 次。保证摄入充足的动物性食物, 继续尝试不同种类的蔬菜水果。在增加宝宝尝试食物的种类的同时, 还要增加食物的颗粒感和稠厚度, 并注意培养宝宝良好的进餐习惯和自主进食的能力。

早上 7 点:母乳 / 配方奶, 加婴儿米粉或其他辅食, 以喂奶为主

早上 10 点:母乳 / 配方奶

中午 12 点:各种厚糊状或小颗粒状辅食, 如软饭、肉末、碎菜等

下午 3 点:母乳 / 配方奶, 加水果泥、蔬菜泥或其他辅食, 以喂奶为主

下午 6 点:各种厚糊状或小颗粒状辅食

晚上 9 点:母乳 / 配方奶

13~24 月龄宝宝膳食安排

宝宝一日三餐的时间应该和家人同步, 每天的奶量应维持在 500 毫升, 每天 1 个鸡蛋加 50~75 克肉禽鱼类食物, 谷物类食物 50~100 克, 可以让宝宝尝试啃咬大块水果片或煮熟的大块蔬菜。

早上 7 点:母乳 / 配方奶, 加其他辅食, 或以家庭早餐为主

早上 10 点:母乳 / 配方奶, 加水果或其他辅食

中午 12 点:各种辅食, 鼓励宝宝尝试成人饭菜, 并且自主进食

下午 3 点:母乳 / 配方奶, 加水果或其他辅食

下午 6 点:各种辅食, 鼓励宝宝尝试成人饭菜, 并且自主进食

晚上 9 点:母乳 / 配方奶

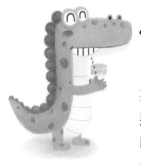

人体睡眠的阶段

人体睡眠从入睡到觉醒一般为 4~6 个周期，每个周期由 5 个不同的睡眠阶段组成，分别是：入睡期、浅睡期、熟睡期、深睡期、快速眼动期，前 4 个阶段又称为非快速眼动睡眠，经历这 5 个阶段所需的时长通常为 90~120 分钟，但每个人各有不同，稍有差异。

非快速眼动睡眠

入睡期：是睡眠的开始，有昏昏欲睡的感觉，眼球在眼睑下无意识地缓慢移动，大脑对外界的感知度慢慢下降。

浅睡期：也叫轻度睡眠阶段。这个时候已经睡着了，不易被唤醒，肌肉进一步放松。我们的心率和体温出现下降，真正进入睡眠，但此时如果有人高喊我们的名字或者母亲听到宝宝的哭声，依然会被迅速唤醒。

熟睡期：人体静止，大脑进入更深的睡眠中，感觉功能进一步降低，更不易被唤醒。

深睡期：为第三阶段的延伸，此时人体呼吸平稳、心跳规律，不易被唤醒。如果这时突然清醒，大脑处于混沌状态。在每晚的睡眠时间中，深睡眠占 20% 左右。

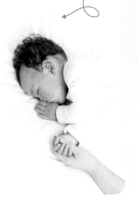

快速眼动期

快速眼动期是一个比较活跃的睡眠阶段，人体耗氧量大增，大量血液涌向大脑，身体肌肉极度放松。大脑发出的指令多被阻滞，但婴幼儿神经系统发育不完全，有更多的神经冲动传递到肌肉，因此婴幼儿在这时期可能会出现痉挛、抽搐、踢蹬等，甚至发出声音。如果此时被强烈的刺激惊醒，大脑处于完全清醒的状态，与深睡期的清醒并不相同。

儿童睡眠与生长激素的关系

人在睡眠时，生长激素的分泌量要高于清醒的时候，尤其是在深度睡眠时生长激素分泌量最多，因此保证充足的睡眠有利于长高。

人在成长的每个阶段，睡眠时间的需求不同。通常年龄越小，睡眠时间需求越长，到了成年逐渐趋于稳定。婴幼儿期如果没有养成良好的睡眠习惯，成年以后也容易出现失眠问题。

长期的睡眠不足会使身体得不到充分的休息，免疫力下降，不利于生长发育，同时也影响生长激素的分泌和发挥作用。睡眠时间也不是越久越好，过久的睡眠也会使生物钟紊乱，影响新陈代谢，使运动时间减少，增加肥胖的风险，也不利于身高的增长。

儿童睡眠周期

儿童的睡眠周期是由快速眼动期与非快速眼动期交替出现组成的，在婴幼儿发育中，一旦非快速眼动期出现明显的 4 个阶段，其夜间睡眠就进入了一个完整过程。

儿童从睡意袭来的浅睡阶段，会快速进入熟睡阶段。此后会有一个半清醒期，短则数秒，长则几分钟，表现出一些肢体动作，甚至睁开眼。半清醒阶段后会进入快速眼动期，时间维持在 5~10 分钟。然后开始进入新一轮的非快速眼动期，并迅速进入深度睡眠。

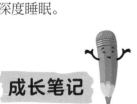

成长笔记

了解儿童睡眠相关的知识非常重要，有助于家长及时发现孩子潜在的睡眠问题，有意识地帮他们保证足够的睡眠时间。

儿童睡眠周期规律

睡眠关系到宝宝的生长发育，尤其是脑部发育。宝宝在不同月龄段睡眠时间各有特点，妈妈了解宝宝的睡眠时间，也方便自己配合宝宝的作息来休息。

0~3 月龄宝宝睡眠

新生儿的睡眠特点不定时，无规律。宝宝还没有形成昼夜节律，通常就是饿了就醒了，吃饱之后会继续睡觉。新生儿每天睡眠时间能达到 14~17 小时，但这并不是连续的，而是以数小时为一个阶段间隔出现。一般来说，婴儿在一天之内会经历 7 个睡眠-觉醒阶段，这些阶段短则 20 分钟，长达 5~6 小时。

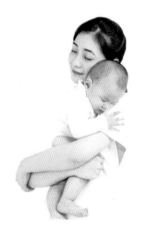

新生儿在睡眠过程中有时会有肢体动作、吮吸嘴唇，偶尔会有惊跳和轻微的嘴动，这些都是正常的，妈妈不用担心。

4~5 月龄宝宝的睡眠

宝宝度过了新生儿阶段，睡眠时间越来越规律，白天会睡 2~3 次，每次 1~3 小时，分别在早饭与午饭之间，午饭与晚饭之间，晚饭与夜间入睡之间，每天需要睡 12~15 小时。此时，宝宝能够分清白天睡眠和夜间睡眠，夜间能够将绝大部分时间都花在睡眠上。

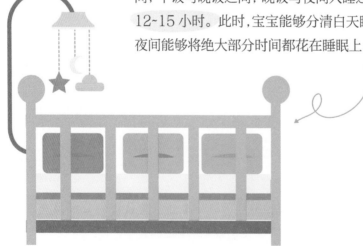

6~11 月龄宝宝的睡眠

到 6 月龄时，宝宝有了固定的睡眠规律，夜间持续睡眠时间进一步延长。这也是一个过渡的阶段，妈妈可以尝试在宝宝醒着时把他抱上床，不需要完全把宝宝哄睡着再放上床。宝宝平均每天睡眠时间大约 12 小时，一般在上午和下午各有一次小睡，每次 1~2 小时，夜间入睡时间在晚上 9 点左右。6 月龄的宝宝基本具备"睡长觉"的能力，大多数的宝宝能够夜间一次睡到天亮。

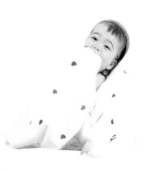

1 岁宝宝的睡眠

1 岁的宝宝每天需要睡眠时间为 12 小时左右，其中 9~10 小时发生在夜间，白天有时候会睡 1 觉，有时候会睡 2 觉。这个阶段，是宝宝步入独立睡眠的开始，妈妈可以给宝宝选择一个合适的玩具。如果宝宝使用安抚奶嘴，妈妈要尝试着开始戒掉宝宝的安抚奶嘴了。

2~3 岁宝宝睡眠

宝宝的睡眠规律和成人的睡眠规律基本一致，绝大多数宝宝会停止睡午觉，转而在夜间睡得更久，睡眠时间可达 11 小时。但宝宝过早停止日间小睡，日间活动机能会受到限制，最好将夜间睡眠减少到 9~10 小时，使宝宝日间小睡再次出现。

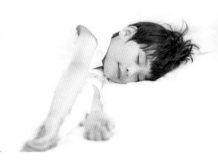

4 岁到成年为止

这时宝宝的睡眠时间在逐渐减少，学龄前保持在 11 小时左右，到青少年时就减少到 10 小时左右，14~17 岁的青少年每天仍需要 9 小时的睡眠来维持日间生理机能的正常运转。

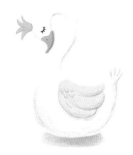

优质睡眠是长高的保证

宝宝的睡眠时长和睡眠质量关系到他的生长发育。一方面，睡觉可使大脑神经、肌肉等得以松弛，解除机体疲劳；另一方面，宝宝睡着后，体内生长激素分泌旺盛，可以促进生长发育。

睡眠对宝宝的重要性

生长激素在睡眠状态下的分泌量是清醒状态下的3倍左右，所以充足的睡眠对长高非常有利。

提高认知

睡眠会影响认知。在睡觉的过程中，大脑会整理、重新组装和再认识白天接收到的信息。如果宝宝睡眠不足，就会对外界的事物失去兴趣，还会对宝宝的心情造成影响。

帮助成长

睡觉刺激宝宝生长激素的分泌，有助于肌肉生长。这些生长激素还能够帮助宝宝将体内的脂肪转化成肌肉中的能量，并且能够让宝宝的身体更加强壮。

增强免疫力

婴儿睡眠与身体免疫力也有关系。如果睡眠减少或者没有睡眠，那么免疫细胞功能下降，导致机体免疫力降低。

恢复体力

宝宝睡眠就像给电池充电一样，在睡觉的过程中能够使消耗的体力得到补充和恢复。

儿童睡眠是否充足需要看睡眠时间长短，更应关注儿童的睡眠质量。

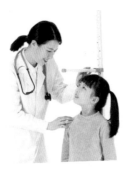

良好的睡眠是孩子长高的基础。

睡得好，大脑更聪明

睡眠是每个儿童成长的重要因素，好的睡眠质量可以让儿童第二天更好地玩耍和学习。有研究表明，与成年人相比，儿童通常需要更多的睡眠。

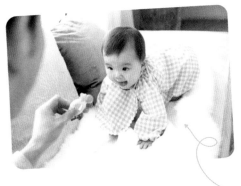

睡眠是婴幼儿早期发育中大脑的基本活动，睡眠情况反映神经系统功能从不成熟到成熟具体演变的敏感指标。越小的婴儿需要的睡眠时间就越长。睡眠质量不好直接影响婴幼儿体格和智力的发育，使婴幼儿出现行为异常。

睡眠与智力

睡眠对婴儿的智力发育影响重大。科学研究发现，婴儿熟睡后，脑部血液流量明显增加，睡眠还可以促进脑蛋白质的合成及婴儿智力的发育。宝宝如果睡得好，醒来时精神也会好，白天就能接收更多的信息。如果他睡得不好，醒来时状态不好，就不易接受周围的事物。

睡眠与注意力

良好的睡眠习惯对于儿童大脑的发育很重要。儿童在童年缺乏睡眠的后果不会立刻呈现，可能要在成年之后才能呈现出来。不良睡眠习惯也可能造成儿童学习成绩不佳，如注意力不集中，多动症或学习障碍。

睡眠问题会导致儿童反应不够灵敏、难以集中注意力、容易分神，也会导致儿童易冲动、多动或者懒惰。如果儿童能够得到充足的睡眠，就会保持最佳的觉醒状态，顺利完成学习任务。

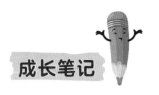

成长笔记

获得优质的睡眠有助于提高儿童的注意力，改善他们的情绪。此外，身体也可以利用休息时间修复白天遇到的一些伤害并及时补充损耗。

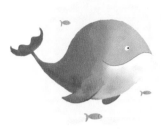

培养宝宝良好的睡眠习惯

良好的睡眠习惯，从宝宝出生起就可以开始培养了。安抚巾、毛绒玩具等可以有效帮助宝宝提升安全感。为宝宝播放轻音乐、讲故事、做抚触可以帮他养成固定的睡前习惯。宝宝的高质量睡眠有利于生长激素的分泌，促进身体及大脑发育。

宝宝睡眠要注意的几点

释放睡眠信号

固定的睡前仪式可以给宝宝暗示：做完这件事就得睡觉了。睡前仪式形成规律后，宝宝自己会意识到睡眠时间。这种形式可以避免宝宝对睡眠的抵触情绪。

睡前仪式的具体内容可以根据宝宝的喜好来确定，如讲故事，或者睡前洗漱等，尽量选择安静、舒缓的活动，避免引起宝宝兴奋。

安抚物品

给宝宝一个安抚物，比如一个毛绒玩具，可能会安抚宝宝入睡。宝宝对妈妈的气息特别敏感，妈妈可以使玩具染上自己的气息，放在宝宝身边。此外妈妈夜间喂奶应该保持安静，培养宝宝的睡眠情绪，白天喂奶则可多跟宝宝交流。

宝宝自主睡眠

妈妈需要逐步引导宝宝自己睡觉。在宝宝困了但还没有睡着的时候，把他放到床上或者在宝宝醒着的时候把他放下，但要让宝宝感受到被关爱和舒适，他可能会慢慢地入睡，并日渐养成习惯。如果宝宝一放下就哭，妈妈要坚持几次，让宝宝有一个适应的过程。

睡眠环境一致

宝宝一个睡眠周期在 30~45 分钟。在睡眠周期间隙，他会无意识地醒来，然后再进入下一个睡眠周期。但宝宝睡眠是敏感的，当宝宝发现睡觉前的环境和醒来后的环境不一样，会缺乏安全感，以致无法入睡。

宝宝睡前是被妈妈抱在怀里，醒后却在床上，或者睡前是在客厅，醒后是在卧室等都可能使宝宝醒后哭闹，妈妈要注意宝宝入睡时和醒来的睡眠环境一致，逐渐培养宝宝自主入睡的习惯。

实现自主入睡

自主入睡是一种能力，需要经过引导训练来掌握。成年人基本都已经具备自主入睡的能力，因此非常容易忽略对宝宝自主入睡能力的培养。奶睡、抱睡、摇晃、踱步等不良的睡眠习惯一旦养成，宝宝就会特别依赖这些方式入睡。所以建议在新生儿时期就要建立良好的睡眠习惯。当宝宝有睡意时或有睡意前，就把他放入婴儿床，让他自己入睡。如果宝宝在吃奶的时候就睡着了，可以停止喂奶，把他放入婴儿床，这样可以防止宝宝养成奶睡的习惯。

小月龄、特别是 0~3 月龄的宝宝，由于身体发育得不成熟，睡眠没有规律，不用严格要求自主入睡，抱睡、奶睡都可以。随着宝宝身体发育成熟，作息时间逐渐规律，再慢慢培养他们自主入睡。而在此之前，建立良好的睡前程序、培养良好的睡眠习惯才是最重要的。

晚上自主入睡的方法

当宝宝 5~6 月龄时，可以逐步培养自主入睡的能力了，以下提供一些睡眠方法做参考。

1. 把宝宝喂饱。

2. 入睡时间、地点相对固定。

3. 身边有个安抚物，最好是宝宝每天使用的、熟悉的。

4. 睡前半小时，以吃奶、抚摸等能够让宝宝冷静下来的活动为主。按摩或者抚摸宝宝的身体，如腿、胳膊、头都可以安抚宝宝。安抚的原则是使他平静下来，因为宝宝睡前太兴奋会影响入睡。

5. 可以哼唱常用的安慰歌曲，安慰歌曲不宜过多，熟悉的 1~2 首即可，反复哼唱。

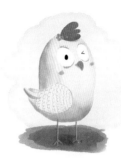

夜间哺喂引发的睡眠问题

夜里人体的生理机能会减退，宝宝夜奶吃得太多，很容易加重肠胃的负担，造成消化吸收方面的障碍。宝宝晚上吃奶次数太多不只是影响家长的休息，睡眠不好也会影响宝宝的生长发育，进而影响长高。

夜奶喂到什么时候

0~3 月龄的宝宝

对此时的宝宝来说，夜奶更多的是生理需求。宝宝需要通过足够的母乳获取营养，来满足身体生长发育的需求。宝宝这时没有白天黑夜的概念，只是根据自己的进食需要在吃奶。

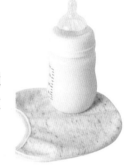

4~6 月龄的宝宝

宝宝对夜奶正在由生理需求向心理需求转变。这段时间，宝宝在努力地发展对环境的各种感知，以及调节和形成自身的昼夜节律。与此同时有很多妈妈从家庭回归职场，由于分离焦虑的影响，宝宝有可能会出现夜奶变得频繁的表现，其实这是宝宝在弥补白天没有见到妈妈的心理缺失。

6 月龄以后

宝宝开始添加辅食、夜奶逐渐减少。如果宝宝白天的辅食摄入量正常，进食夜奶的需求就会慢慢下降。这时候夜奶的作用，安抚的意义大于营养的意义。

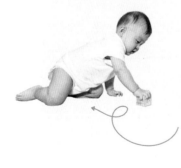

6~12 月龄

宝宝学习新的本领，可能会让宝宝有挫折感，这样的压力会导致夜奶增加。这时的宝宝虽然已经具备睡整觉的能力，但还会有宝宝在夜间醒来。这时，家长可以选择夜奶以外的方式来安抚宝宝。

避免夜间频繁醒来的方法

提前喂奶：如果宝宝固定在凌晨1~3点醒来吃奶，可以尝试在晚上11点主动给他喂奶，以此来保证宝宝晚上11点后的睡眠。逐步将这次夜奶往前推移，比如他固定每天凌晨2点哭醒，那么前两天可以设定凌晨1点半的闹钟，在他醒之前就去喂奶，再过两天改为凌晨1点，一点点往前调，最终调整到晚上11点喂奶。保证他晚上11点的奶要吃足量。

喂奶推迟：如果宝宝醒来的时间点在4~6点，可以尝试用这种办法，推后喂奶时间，也可以用循序渐进的方法，每天往后推移10~30分钟。宝宝的适应能力比较强，一般3~7天就能看到效果。

减次减量法：逐步减少喂食次数，或者逐渐减少单次喂食量。如果是母乳喂养，可以尝试逐步拉开两次喂奶间隔来减少喂奶次数。如果是人工喂养，可以尝试每次减量。对于母乳喂养的妈妈，断夜奶后，可能会影响母乳的分泌，建议夜间还是要定时将母乳吸出来保存。

戒掉习惯性夜醒：当宝宝频繁夜醒的时候，很多妈妈会立刻起来喂奶，但有时候宝宝可能并不饿，只是夜醒了。家长要记录宝宝夜醒的次数和时间，注意观察宝宝每次醒来时的精神状态。如果宝宝每次醒来都大口大口吃奶，说明他真的饿了，记录下因为饿了而醒来的时间；如果宝宝只是将夜奶当作安抚，这个时间就是习惯性夜醒。家长可用别的方式来安抚他，渐进式地减少干预，直至最终不干预。

拉开喂奶间隔：宝宝白天喂奶间隔如果是4小时，夜间第一觉基本可以达到5~8小时。如果宝宝白天喂奶间隔已经拉开，夜间还是频繁醒来，就要考虑习惯性夜醒。如果宝宝每次起来还是要吃奶，但是吃奶时长较短，那么试着延长每次喂奶时长，做到夜间每次喂奶宝宝必须吃充足，并制定计划，将三次夜奶中间那次取消，不再喂他。

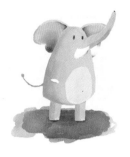

0~3岁宝宝大运动对身高的影响

运动可以刺激身体分泌生长激素，促进宝宝的骨骼发育。要想让宝宝长得高，离不开运动，了解宝宝大运动发育规律，有的放矢。

宝宝大运动发育规律

不同发育时期	大运动发育规律
新生儿	四肢蜷在体侧；俯趴时能稍微抬头
1月龄的宝宝	俯趴时能抬头45度角
2月龄的宝宝	俯趴时能抬头；竖抱时头可以稳住一下子
3月龄的宝宝	俯趴时，能把头和肩膀抬起
4月龄的宝宝	坐着时抬头比较稳；俯趴时能抬头90度角；会翻身
5月龄的宝宝	拉坐时头不下垂；俯趴时能打转
6月龄的宝宝	匍匐爬行
7月龄的宝宝	连续翻滚；在外力辅助下可以坐稳
8月龄的宝宝	手膝爬行
10月龄的宝宝	自己能扶站；能坐稳
12月龄的宝宝	小熊爬；只用一只手扶着走
18月龄的宝宝	独立行走；自己能正确地坐起来
21月龄的宝宝	会猴子跳；身体能左右摆动做钟摆动作
24月龄的宝宝	会踢球；能上下楼梯，每2步一级楼梯
30月龄的宝宝	双脚跳；从阶梯跳下；会模仿踮脚走路
36月龄的宝宝	双脚交替上下楼梯；单脚跳；骑自行车；正确地跑步

大运动训练从出生后就开始

遵循宝宝生长发育特点，保护脊柱健康发育，帮助宝宝大运动发展。父母要从宝宝出生开始，帮助他练习抬头、翻身，多给宝宝趴着玩的机会，多给孩子创造"肚皮时间"。

抬头训练

抬头训练是大运动发育中首先进行的，而多让宝宝趴着，可以很好地促进大运动发育。在趴着的过程中宝宝会自己支撑起自己的身体，手掌也会慢慢从握拳的状态渐渐打开，只有等手掌打开了，其他的手部动作发育才会慢慢开始进行。

1 月龄内的新生儿，每次趴的时间应该为 3~5 分钟，每天进行 2~3 次。

1~4 月龄的宝宝，每天可以趴 20 分钟。

4 月龄的宝宝，多鼓励他趴着，他在趴的过程中会学会翻滚、爬和坐。

爬行训练

爬行是宝宝成长过程中具有里程碑意义的行为。爬行能促进大脑及各个神经纤维间的通畅联系，促进大脑发育。充分爬行对于大脑各部位的发育及大小脑、神经系统之间的联系、回路网的建立，都是有好处的。

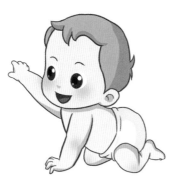

宝宝爬行时，头颈仰起，胸腹抬高，靠四肢交替轮流抬起，协调地使肢体负重，锻炼了胸腹、腰背、四肢等全身大肌肉的力量，还可以促进骨骼生长，帮助宝宝身高的增长。

爬行是一种综合性的强身健体活动，并且可以为以后的站立和行走打下基础。

给宝宝做爬行练习时，父母要耐心，在每次练习成功后，父母要给宝宝鼓励或奖励，以保持宝宝对此的热情。

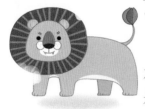

宝宝脊柱发育影响长高

宝宝出生后脊柱并非是"笔直"的，宝宝成长到 1 岁左右才能完成脊柱的 3 个生理性弯曲发育。脊柱发育得是否健康，与宝宝身高有着密切的关系。

脊柱发育规律

3 月龄

宝宝出生后 3 月龄内，无须使用枕头，就是为了要保护宝宝的脊柱。3 月龄的宝宝能够抬头，这意味着宝宝完成了第 1 个生理弯曲发育——颈椎前凸。

6 月龄

大多数 6 月龄的宝宝能够自行坐立，这意味着他已经形成了第 2 个生理弯曲——胸椎后凸。

1 岁

到了 1 岁，大多数宝宝都能够自行站立和走路了，这意味着宝宝已经完成了第 3 个生理弯曲——腰椎前凸。

如何保护宝宝的脊柱

正确抱宝宝是关键

很多新手父母不会抱孩子，这会严重影响宝宝脊柱的发育。正确的抱法是，家长一手托住宝宝的屁股，另一手托着头颈，让宝宝的下巴放在自己的肩膀上给予支撑，尽可能让宝宝的脊柱、臀部及头颈保持在同一直线。宝宝 3 月龄之前，家长应该多采用横抱，保护头、颈、脊柱；3~5 月龄可适当地采用侧抱和斜抱，同时需要护住宝宝的头和颈；宝宝 6 月龄后，能够自行坐立，可以采用适当的竖抱，但需要注意尽量让宝宝的头放在家长的肩膀处，减轻头部对颈部和脊柱的压力。

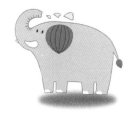

怎样做宝宝抚触

为宝宝做抚触，对宝宝的皮肤进行温和的刺激，有利于宝宝的大脑以及身体的发育。而且，经常按摩宝宝腹部可以促进宝宝的消化功能，减少腹胀、腹泻的发生，有利于宝宝营养的吸收。

头面部：从前额中心处用双手拇指往外推压，并在下颏同样用双手拇指推压向耳前，划出一个微笑状。

胸部：双手放在宝宝两侧肋缘，右手向右斜上方滑向宝宝右肩，复原，左手以同样方法进行。

腹部：按顺时针方向按摩腹部。

上肢：将宝宝双手下垂，用一只手捏住其胳膊，从上臂到手腕部轻轻挤捏。在确保宝宝的手部不受伤害的前提下，用四指按摩其手背，并用拇指从宝宝的手掌心按摩至手指。

下肢：按摩宝宝的大腿、膝部、小腿，从大腿至踝部轻轻挤捏。

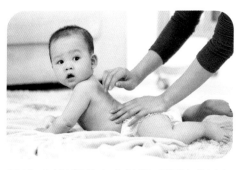

足部：用拇指从宝宝的脚后跟按摩足心至脚趾。

背部：双手平放在宝宝的背部脊柱两侧，从颈部向下按摩至骶尾部。

新生儿抚触建议按照标准步骤。月龄大一些后可以按照宝宝的喜好来安排。尤其是半岁以后，抚触的意义更多是在于亲子互动。

不适宜抚触的情况

虽然做抚触对宝宝有这么多好处，但妈妈们也要注意，在下面的这些情况下就不要做了，否则可能起到反作用。

1. 宝宝有呼吸道疾病时；

2. 宝宝身体虚弱、不舒服时；

3. 宝宝皮肤受伤了或有破损时；

4. 宝宝刚吃过奶或非常饥饿时；

5. 宝宝有情绪或想要睡觉时。

抓住宝宝骨骼发育黄金期

人体内大多数骨骼是通过软骨成骨的途径完成骨骼的生长发育过程的。早在胚胎时期先形成软骨的雏形，以后在软骨的中间部分开始骨化。随着年龄增长，骨骺板不断增生并骨化使骨增长，从而使身体不断长高。

影响身高的骨骼

与身高相关的骨骼有头颅骨、脊柱骨和下肢的长骨 3 部分。

颅骨的发育：颅骨随着脑的发育而增长。颅骨发育优劣可用头围的大小、颅缝和囟门闭合的迟早等标准来衡量。

脊柱的发育：在宝宝出生后的第 1 年，脊柱的增长快于四肢。宝宝的动作发育应与脊柱的发育相适应，宝宝 2~3 月龄会抬头，6~7 月龄能独坐，8~9 月龄会爬，10~11 月龄能站立，12~16 月龄能走路。

长骨的发育：肢体长骨结构分骨干、骨骺和干骺端 3 个部分。在宝宝的整个生长发育过程中，骨骼的生长在长骨两端骨骺的骨化中心和骨骺板内不断进行，从而使骨骼的长度逐渐增长，身高也随之增长。

影响骨骼生长的因素

影响骨骼生长的因素很多，如先天性疾病、严重的营养不良、严重的维生素 D 缺乏，以及干骺端发育不良及软骨发育不全等多种骨代谢疾病。上述因素均可妨碍骨骼的生长和长骨端的发育，从而引起儿童骨生长障碍，最终出现身材矮小。

适合宝宝骨骼发育的运动

拉手翻身：宝宝仰卧的时候，妈妈拉起他的一只手，带动其身躯翻转过来变成俯卧，也可以由俯卧再拉手变成仰卧。

翻身过物：待宝宝能够随心所欲地翻动身体时，可以在床上摆放一些障碍物，如枕头、棉被等，让他从上面翻过去。

上下斜坡爬行：宝宝掌握了一定的爬行技巧后，妈妈可以把宝宝放在有上下斜坡的地方爬行。

同步走：妈妈可光着脚让宝宝面向妈妈站立。两只小脚分别踩到妈妈的脚面上，妈妈边弯腰边扶着宝宝往前走，带动宝宝往后退。

抛球
让宝宝抓着球，反复把球抛到墙上和地上指定的地方。

踢球
把球放在地上，让宝宝用脚踢着球走，或对着积木、瓶子等目标练习踢球。

拍球
把球扔在地上，引导宝宝用手去拍。

投球
用一只手或双手做向前、向上、向下的投球动作。

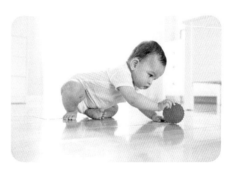

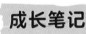

成长笔记

　　春季是宝宝长高、身体发育的高峰期。春暖花开时，带着宝宝多进行户外活动，与他一起游戏，一起晒太阳，对骨骼进行良性的机械刺激，使其增殖能力得到加强，加快骨骼的生长速度。弹跳运动和伸展运动的效果最好，如跳跃活动、打球等，都是很好的选择。

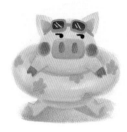

在爱里成长

每一个宝宝的健康成长都需要家人的悉心呵护。在爱的滋润下成长的宝宝常常是有自尊感和自信的。

给宝宝足够安全感

安全感需要父母的辅助。1岁之前，是儿童和父母依恋关系的形成时期。如果这时候没有建立好亲子关系，儿童会把这种依恋转移到某个玩具或者衣服上面，这件物品承载着宝宝的安全感，甚至在长大之后，这件玩具和衣服都不想放手。在宝宝0~1岁这段时间，父母要做的是满足他的感情需求，即给他足够多的爱和关注。这样，宝宝才能够有安全感。

家长做好示范作用

1~2岁是宝宝学习、模仿的时期，属于模仿观察阶段。宝宝的学习来自大量模仿，他会观察大人的语言、语气、行为、态度，从而学习模仿。因此这一时期也是培养宝宝良好习惯和行为的关键时期。

家长要发挥好示范作用。宝宝会通过观察并模仿家长来获取很多认知和行为，并建立习惯。如果这一阶段家长不能及时回应，或者不知道怎么回应，不能给予宝宝及时的反馈。宝宝会记住这种被"冷落"的感觉，将非常容易将父母的这种行为复制到自己的身上。

最新研究表明，如果宝宝向父母发出信号，父母能在7秒之内给予回应，宝宝就会得到满足感。如果超出7秒，他会产生受挫感。如果这种受挫感一再加强，那么宝宝的表达欲就会自行削减，心情不好时就不会再向父母发出信号。如果家长常常对宝宝的反应采取置之不理的态度，宝宝会认为周围的环境不可靠，就会逐渐失去安全感。

给予宝宝更多的爱和关注

在宝宝2岁之前，给予他更多的爱和关注是非常重要的。如果宝宝想要某个东西就立刻给予满足，家长可能害怕不知不觉养成溺爱宝宝的行为习惯。其实宝宝想要的东西一旦得到满足，心里的这种张力就会得到释放。可以说他需要的并不只是某件物品，而是父母的回应。在宝宝有需求时，家长未能及时回应，导致宝宝通过哭闹等方式来获取所需，这样反而给他造成错觉，让他认为自己需要付出"伤心"的情绪才能获得，会给宝宝造成潜在的负面精神压力。

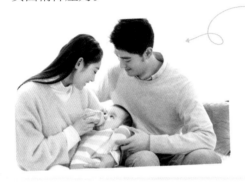

在宝宝2岁之前，家长要尽量地满足他的要求。这不是说宝宝要什么家长就买什么。而是说，当宝宝有需求时，家长要做到积极回应。这种回应可以有效安抚宝宝的情绪，让他恢复愉快的心情，并逐步建立安全感。

0~3岁

是培养安全感的黄金期。

3~6岁

是培养好奇心和对自我价值认可的黄金期。

6~11岁

是培养尊重、接纳、自信、主动、勤奋的黄金期。

成长笔记

缺爱儿童的表现

1. 极度缺乏安全感，个性敏感、冷漠，对人缺乏信任，不愿与人主动沟通。

2. 不懂如何准确表达自己的情绪，自我认知或自我管理能力缺失。

3. 自卑心态，容易紧张和焦虑，也容易暴躁。

4. 内心无归属感，所以责任感较其他人会薄弱些。

3岁前能否使用生长激素制剂

儿童的成长离不开生长激素的作用,生长激素制剂对于有适应证的儿童来说效果较好,使用之后可以达到理想身高。但它并不适合每一个儿童使用,家长要评估好儿童生长缓慢的原因,再进行选择。

什么是生长激素

儿童长高要靠上肢骨和下肢骨等长骨不断增长,长骨的末端有个生长板,叫骨骺。骨骺中有许多软骨组织,在生长激素的刺激作用下,软骨组织不断分裂、增殖,然后钙化成骨。所以儿童长高离不开生长激素的作用。

俗称"长高针"的生长激素制剂,主要是针对缺乏生长激素的儿童治疗的特殊药物,特发性矮小症等患者也可以使用。生长激素对于有适应证儿童来说,效果较好,可以促进身高增长。

如何判断儿童缺乏生长激素

骨龄鉴定显示骨龄小,此外,个子矮是最大的特征,每年身高涨幅达不到5厘米以上,而且骨龄片显示腕骨发育明显落后于指骨。

缺乏生长激素的儿童出生时身高一般是正常的,第一年也是正常的,从第二年开始身高每年涨幅少于5厘米。儿童手背、肚皮脂肪偏厚,因为生长激素除了促生长,另一个作用是分解脂肪。

进行激发试验判断结果:

生长激素GH峰值 ≥ 10纳克/毫升为正常;GH峰值 <5纳克/毫升为完全缺乏;5纳克/毫升 <GH峰值 <10纳克/毫升为部分缺乏。完全性缺乏是区别于部分性缺乏而言的,并非是体内完全没有生长激素。

0~3岁不建议打生长激素针

许多家长认为自己偏矮，个子不高，想给孩子从小使用生长激素，使他长得更高，这样的做法是错误的。一般来说宝宝3岁以前主要是靠营养来长高。如果是营养出了问题，使用生长激素是没有效果的，比如由于偏食导致缺锌，从而使骨骼发育迟缓，出现了骨龄偏小、身高偏矮的状态，这种情况只有补充锌与钙，加强与均衡营养，才能继续长高。所以3岁以前的宝宝出现身高障碍，除了内分泌功能出问题，更多要关注孩子的营养状况。

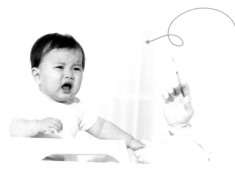

0~3岁不建议打生长激素针，因为宝宝体内的激素调控体系通常到4岁左右才能完全发育成熟。在这之前，如果进行与激素相关的激发试验，可能会出现假阳性或假阴性的错误结果，导致情况误判。

如果宝宝生长发育较缓慢，可以参考上文，从饮食、睡眠、运动、疾病和健康生活习惯等方面进行调整，同时做好监测，了解宝宝的生长速度，以便及时发现问题。等到了三四岁时，经过综合的判断，在医生的诊断和指导下再进行生长激素干预也来得及。

什么时候使用生长激素

由于个体差异，不同情况使用生长激素治疗时间不同。如果宝宝在4岁时还没有实现有效追赶平均身高，可以就生长发育迟缓进行治疗。由于疾病原因导致宝宝体内生长激素缺乏，一旦经过确诊，即可开始生长激素治疗，如垂体性疾病，一般就会导致生长激素缺乏。特发性矮小症治疗时间从儿童5岁开始。

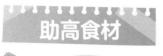

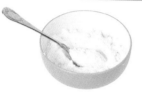

助高食材

婴儿米粉

长高食谱精选

　　6月龄的宝宝可以开始添加婴儿米粉了。婴儿米粉以小米、大米为主要原料，以蔬菜、水果、蛋类、肉类等为选择性配料，同时有适量钙、磷、铁、蛋白质等婴幼儿全面发育成长所需营养物质的加入，有助于宝宝成长。

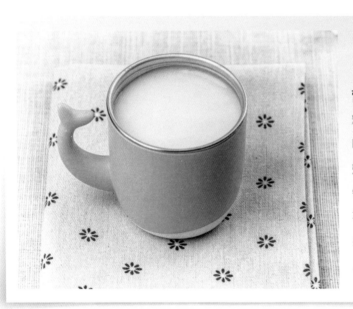

营养解读：婴儿米粉不仅易于消化和吸收，适合宝宝娇嫩的肠胃，尤其含铁婴儿米粉还能弥补宝宝身体发育所必需的铁元素，防止缺铁性贫血。

含铁婴儿米粉 6月龄及以上

原料：含铁婴儿米粉 10 克。

做法：

1. 适量水烧开，冷却至 70℃。

2. 加入婴儿米粉搅拌成糊即可。

86

苹果米糊 6月龄及以上

原料：苹果 25 克，婴儿米粉 20 克。

做法：

1. 苹果洗净，去皮、去核，切成小块，用料理机打成泥。

2. 苹果泥中放入米粉，倒入适量 70℃的温开水，搅拌均匀即可。

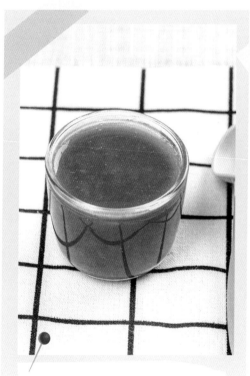

营养解读：苹果富含膳食纤维，促进宝宝肠胃消化。苹果泥具有健脾胃、补气血的功效，对宝宝的缺铁性贫血有较好的预防作用。

胡萝卜米粉 6月龄及以上

原料：胡萝卜 50 克，婴儿米粉 20 克。

做法：

1. 胡萝卜洗净、切条，放入料理机中，加适量水打成糊状。

2. 将胡萝卜糊、米粉放入碗中，倒入适量 70℃的温开水，搅拌均匀即可。

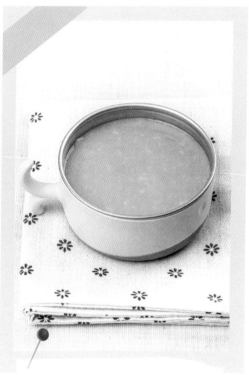

营养解读：胡萝卜富含 β-胡萝卜素，它在体内可转化为维生素 A，能够保护宝宝的眼睛。

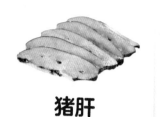
宝宝从 7 月龄开始，可以适量添加猪肝泥作为辅食。随着月龄的增长，宝宝的咀嚼能力增强，可以逐渐过渡到吃猪肝片。猪肝含有丰富的铁、磷，是造血不可缺少的原料，猪肝中富含蛋白质、卵磷脂和微量元素，有利于儿童的智力发育和身体发育。

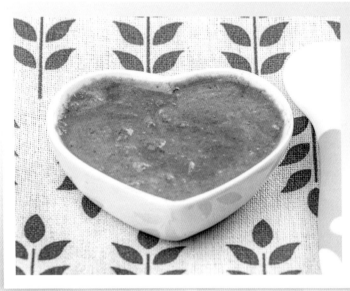

营养解读： 猪肝含有多种矿物质，如铁元素和锌元素，同时含有多种维生素，食用猪肝可以起到很好的补充人体必需营养素的作用。

猪肝油菜泥 🍼 7 月龄及以上

原料：猪肝 10 克，油菜 25 克。

做法：

1. 猪肝洗净，切片；油菜洗净，用热水焯 2 分钟。

2. 将猪肝片、油菜放入搅拌机，打成泥。

3. 将猪肝油菜泥放入锅中，加适量清水，用小火煮至熟烂即可。

菠菜炒猪肝 2岁及以上

原料：猪肝 100 克，菠菜 50 克，姜丝、盐各少许，柠檬汁 1 汤匙，油适量。

1. 猪肝切成薄片，放入碗中，倒柠檬汁，腌制 20 分钟；菠菜洗净。

2. 将猪肝入热水中焯烫、捞出。

3. 油锅烧热，放入姜丝爆香，加入菠菜翻炒，再放入猪肝，加少许盐调味，翻炒 1 分钟即可。

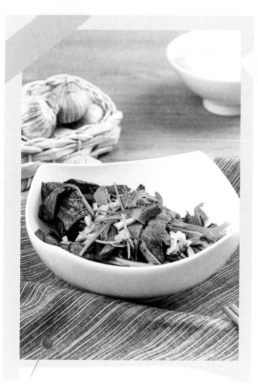

营养解读：菠菜和猪肝都有补铁功效，一荤一素搭配食用，对宝宝生长发育很有好处。

麻油猪肝 2岁及以上

原料：猪肝 100 克，姜片、香油、盐各适量。

做法：

1. 猪肝洗净，切成薄片。

2. 香油倒入锅中，放入姜片。转大火，放入猪肝，快炒至变色。

3. 继续翻炒至熟透，出锅前加盐调味即可。

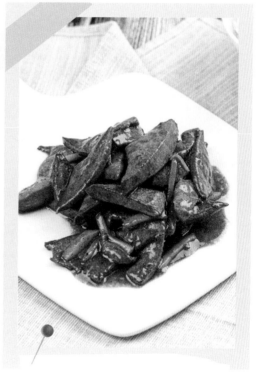

营养解读：猪肝中含有丰富的维生素 A，有助于维持宝宝正常生长发育。

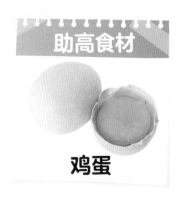
宝宝 6 月龄开始可以吃蛋黄,8 月龄后可适量添加蛋清。鸡蛋中含有丰富的卵磷脂,可以帮助脂类代谢。蛋黄中的脂肪以不饱和脂肪酸为主要成分,其中一半以上是油酸,对心脏健康有益处,蛋黄中两种抗氧化物质——叶黄素和玉米黄素,能保护眼睛不受紫外线伤害。鸡蛋中的蛋白质含量特别丰富,可以促进宝宝的健康发育。

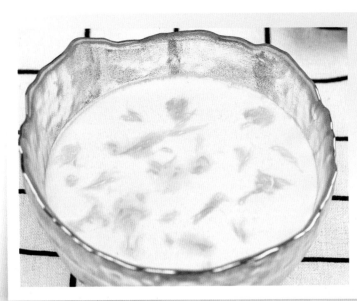

营养解读: 酸酸甜甜的蒸蛋,易消化吸收,有利于促进宝宝身体发育。

香橙蒸蛋　8 月龄及以上

原料: 鸡蛋 1 个,牛奶 100 毫升,橙子 1 个,白糖少许。

做法:

1. 橙子去皮,取出果肉,掰碎;鸡蛋在碗中打散,加入少许白糖。

2. 鸡蛋液中倒入牛奶打匀,放入橙子果肉,敷上保鲜膜,上边扎几个小洞。

3. 蛋奶液上锅蒸熟即可。

鸡蛋虾仁青菜面 11月龄及以上

原料：虾仁4只，面条50克，鸡蛋1个，小青菜、盐、高汤各适量。

做法：

1. 虾仁洗净，剁碎；小青菜洗净，切段。

2. 锅中加水、适量高汤，下入面条，将面条煮至八成熟，打入鸡蛋。

3. 再放入虾仁、小青菜段煮熟，出锅前加盐调味即可。

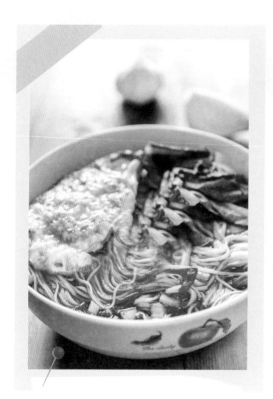

营养解读：鸡蛋虾仁青菜面既利于消化，又可为儿童补充蛋白质和钙，有利于长高。

鸡蛋虾仁饼 1岁及以上

原料：虾仁100克，鸡蛋2个，葱花、盐、油各适量。

做法：

1. 虾仁洗净，放入盐抓匀，腌制片刻；鸡蛋打散成蛋液，放适量盐。

2. 起锅热油，放入葱花爆香，放入虾仁翻炒至变色。

3. 倒入蛋液没过虾仁，将蛋液摊成圆形，转小火煎5分钟。

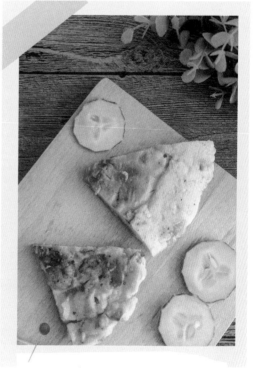

营养解读：鸡蛋中的蛋白质含量特别丰富，可以促进宝宝的健康发育。

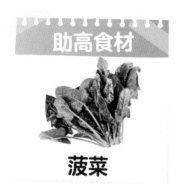

助高食材

菠菜

9月龄起，可以给宝宝的辅食中添加一些菠菜碎了。菠菜中含有丰富的维生素、矿物质，易于消化吸收。菠菜颜色鲜艳，适合与多种食材搭配，可以激发宝宝对辅食的兴趣，在提高宝宝食欲的同时，促进宝宝生长发育。

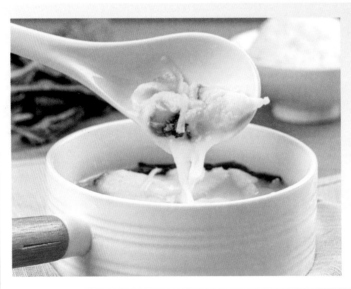

营养解读： 菠菜茎叶柔软滑嫩、味美色鲜，便于宝宝咀嚼消化。鱼肉富含优质蛋白质，可促进宝宝骨骼的生长发育。

菠菜鱼片汤　9月龄及以上

原料： 鲫鱼1条，菠菜100克，葱、姜、盐、油各适量。

做法：

1. 葱切段；姜切片。

2. 鲫鱼洗净、片成片，加盐腌30分钟。

3. 菠菜择洗干净，切段，用开水焯烫。

4. 油锅烧至五成热，放葱段、姜片炒香，放鱼片略煎，加水煮沸。

5. 小火焖20分钟，放入菠菜段，出锅前加盐调味即可。

菠菜炒蛋 1岁及以上

原料: 菠菜200克,鸡蛋2个,盐、油各适量。

做法:

1. 菠菜洗净,切段,入沸水焯烫,沥干;鸡蛋打散,搅拌成鸡蛋液。

2. 锅内倒油,油热下鸡蛋翻炒至八成熟,盛出。

3. 锅内留底油,下菠菜段翻炒2分钟,再加入鸡蛋,翻炒至熟透。最后加盐调味即可。

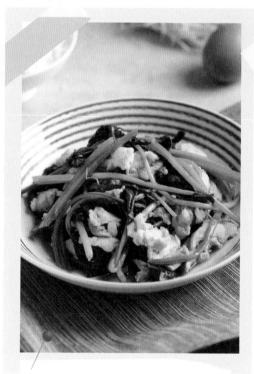

营养解读: 菠菜中含有丰富的胡萝卜素、维生素C、钙、磷等有益成分,对宝宝的发育有好处。

菠菜手抓饼 1.5岁及以上

原料: 菠菜200克,鸡蛋2个,面粉、盐、油各适量。

做法:

1. 菠菜洗净、切段,放入榨汁机中,加入30毫升水,榨成汁。

2. 鸡蛋打散成蛋液,放入碗中,加入面粉、盐、菠菜汁,搅拌成面糊。

3. 锅中刷油,倒入面糊,小火慢煎至两面金黄即可。

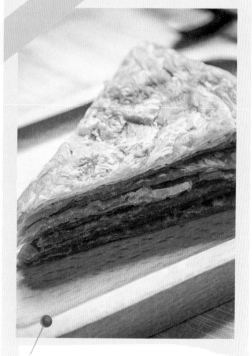

营养解读: 菠菜富含铁质,对缺铁性贫血有较好的辅助食疗作用,宝宝不贫血,有利于骨骼肌肉的生长发育。

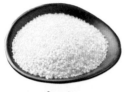

助高食材

小米

9月龄以上的宝宝可以吃一些用小米做的辅食了。小米营养价值很高,富含不饱和脂肪酸、维生素、蛋白质和钙、钾等矿物质,其中钙元素是宝宝骨骼发育必不可缺的元素,常吃小米有利于宝宝长高。小米还富含色氨酸,可以帮助宝宝入睡。小米也是健脑益智的食物。

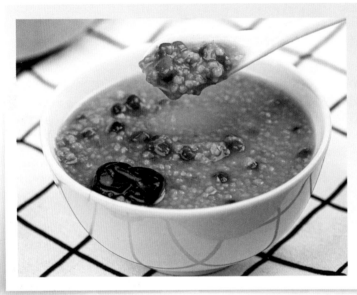

营养解读:小米的营养价值很高,维生素B_1的含量位居所有粮食之首。小米富含锌,能促进食欲,增强免疫力,促进生长发育。

小米红枣粥 9月龄及以上

原料:小米 100 克,红枣 3 颗,红小豆 10 克。

做法:

1. 小米、红小豆、红枣淘洗干净。红枣去核。

2. 锅中加适量清水,放入小米、红小豆、红枣,熬煮 1.5 小时至黏稠即可。

小米发糕 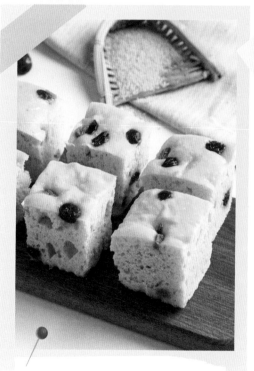 1 岁及以上

原料： 小米面 100 克，中筋面粉 80 克，红枣 4 颗，酵母、白砂糖各适量。

做法：

1. 将小米面、面粉、酵母、白砂糖放在盆中，加适量清水，揉成面团；红枣洗净，去核，掰成小瓣。

2. 将红枣粒点缀在面团上，醒发 2 小时。

3. 醒发后的面团放入蒸锅，蒸熟即可。

营养解读： 小米易消化，可增进食欲。小米中含有的色氨酸有调节睡眠的作用，有利于宝宝睡眠更好，促进长高。

小米南瓜饭 1 岁及以上

原料： 小米、南瓜各 50 克。

1. 将小米淘洗干净；南瓜去皮，洗净，切成小块。

2. 小米、南瓜块放入蒸饭锅中，混合均匀。

3. 倒入适量开水，开蒸饭档蒸 15 分钟即可。

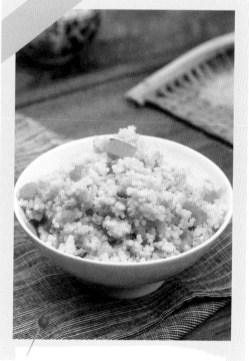

营养解读： 南瓜和小米含有丰富的锌，可促进宝宝生长发育。此外，南瓜富含膳食纤维，促进肠蠕动，加速食物消化吸收。

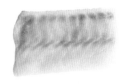

鳕鱼

10 月龄以上的宝宝可以适量吃一些鳕鱼。鳕鱼含有丰富的蛋白质，而蛋白质是合成抗体的成分，适量吃鳕鱼能够有效增强人体免疫力，提高抗病能力。鳕鱼的营养价值很高，含有丰富的钙、磷、维生素 D 等营养成分，能够促进骨骼发育。鳕鱼还富含 DHA、EPA，有增强记忆力等诸多益处。

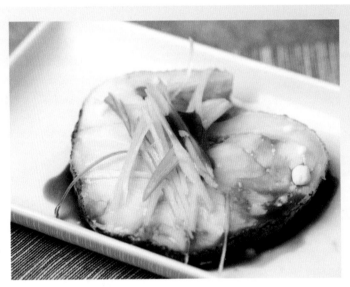

营养解读：鳕鱼的刺很少、肉质细腻，非常适合宝宝食用，可促进宝宝大脑及身体的发育。

清蒸鳕鱼 🐣 **10 月龄及以上**

原料：鳕鱼 2 块，葱丝、姜丝、生抽、柠檬汁各适量。

做法：

1. 鳕鱼用清水冲洗干净，沥干水分。

2. 鳕鱼用少许柠檬汁腌制 10 分钟。

3. 蒸锅中加水烧开，放入鳕鱼块，铺上葱丝和姜丝，盖上锅盖，大火蒸 8 分钟。

4. 出锅时淋上生抽即可。

豌豆鳕鱼块 2岁及以上

原料： 豌豆 100 克，鳕鱼 200 克，柠檬汁、盐、油各适量。

做法：

1. 鳕鱼洗净，去皮、去骨，切丁；豌豆洗净。

2. 用柠檬汁把鳕鱼丁腌制 30 分钟。

3. 锅中放油，倒入豌豆煸炒出香味，再倒入腌好的鳕鱼丁，炒至熟透。

4. 最后放入盐调味即可。

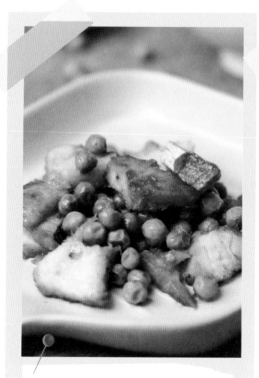

营养解读： 豌豆含有蛋白质、B 族维生素、矿物质、β- 胡萝卜素，尤其富含赖氨酸，这是其他豆类中所缺少的，搭配鳕鱼，营养更全面。

煎鳕鱼 2岁及以上

原料： 鳕鱼 200 克，柠檬半个，鸡蛋、淀粉、盐、油各适量。

做法：

1. 柠檬洗净、榨汁。

2. 鳕鱼洗净，切块，加盐腌制，放入少许柠檬汁。

3. 鸡蛋打散，放入淀粉搅拌均匀。

4. 油锅烧热，用鳕鱼块裹上鸡蛋液，放入锅中，煎至金黄即可。

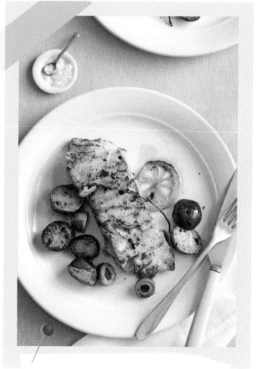

营养解读： 鳕鱼富含优质蛋白质、维生素 A 和维生素 D，能帮助宝宝健康成长。

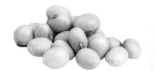

黄豆

1 岁以上的宝宝可以吃一些黄豆了。黄豆中含有人体必需的 8 种氨基酸、多种维生素及微量元素，可降低血液中的胆固醇。黄豆内含亚油酸，能促进宝宝神经发育，且含钙量极高，是促进宝宝骨骼发育的佳品。1 岁以上的宝宝消化功能变强，咀嚼能力提高，可以多食用一些豆腐、豆浆等豆制品，有利于补充钙质。

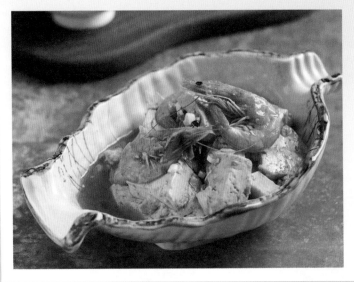

营养解读： 黄豆及豆制品、鱼虾类都是钙的良好来源，而且还富含蛋白质，能够增强宝宝的抵抗力。孩子不生病，才容易长高个。

鲜虾炖豆腐　🥚 1 岁及以上

原料： 豆腐 300 克，鲜虾 100 克，葱末、姜末、豆瓣酱、淀粉、油各适量。

做法：

1. 鲜虾去掉虾线，放入碗中，倒入淀粉抓匀；豆腐切块。

2. 油锅烧热，放入虾，炒至变色，捞出。

3. 用炒虾的余油爆香葱末、姜末，放入豆瓣酱、豆腐翻炒。

4. 加适量水，煮沸后放入虾仁，中火再烧 5 分钟即可。

紫米豆浆 1岁及以上

原料: 紫米、黄豆各 30 克。

做法:

1. 紫米、黄豆分别洗净,浸泡 8 小时。

2. 将紫米、黄豆连同水放入料理机中,启动"豆浆"程序。

3. 程序结束后,将豆浆倒出即可。

黄豆炖猪蹄 2岁及以上

原料: 猪蹄 1 只,黄豆 15 克,姜片、盐、油各适量。

做法:

1. 猪蹄洗净,切块,放入加了姜片的开水锅中焯烫;黄豆用水浸泡。

2. 油锅烧热,放入猪蹄,加入适量水,放入黄豆,中火熬炖,出锅前加盐调味即可。

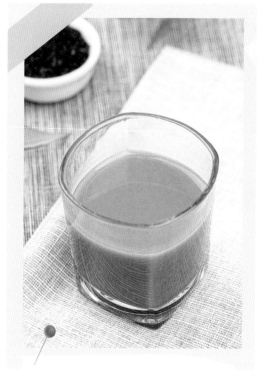

营养解读: 含有丰富的钙、铁元素,有助于宝宝补铁造血,强壮骨骼。骨骼长得好,宝宝个子高。

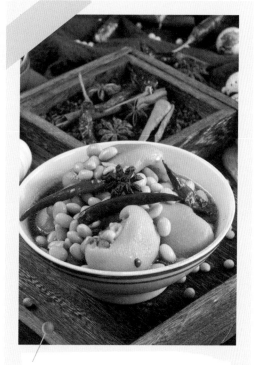

营养解读: 黄豆炖猪蹄含有丰富的蛋白质和铁、钙等元素,适合正在长身体的宝宝食用。

第三章

4~7岁 | 激发生长潜力最佳期

4~7岁是激发儿童骨骼生长潜力的最佳时期。这个阶段最重要的是培养儿童良好的生活习惯，养成健康的心智，让他们拥有一个健康、快乐的童年。如果儿童有生长激素治疗适应证，应尽早地使用生长激素进行干预和治疗。

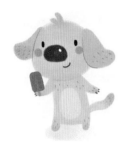

定期监测儿童发育情况

生长监测是指对儿童每隔一定时间，多次测量身高和体重。一次性测量的身高、体重值只能反映测量当时的年龄所达到的生长水平。为了了解儿童生长发育的情况，需要定期监测。

定期监测身高增长

很多家长虽然关注孩子的身高，但是对孩子身高的测量并不科学，有时就是目测一下，或用其他比较模糊的方式来判断，对于孩子整体的身高发育情况并不了解。

通过长时间连续测量身高，可以更准确地计算出身高的生长速度，从而及时发现影响儿童生长的原因。

绘制生长曲线图

将不同年龄时间点测量的身高数据记录下来，并描记在生长曲线图上。如果儿童自身的曲线呈平行上升的趋势，就表明生长速度正常。如果曲线变平或下降，说明生长出了问题。如果用数字估计，3 岁以上的儿童每年身高增长不足 5 厘米，可视为生长迟缓。对于青春发育期的青少年，可结合性发育程度、骨龄等指标综合判断。

建议家长每隔 3~4 个月精确测量 1 次孩子的身高、体重，并把测量的数据和测量的时间仔细地记录和保存下来，同时把测量数据描记在生长曲线图上。将几次描记的点连接起来，就是孩子自身的生长曲线。把孩子的生长曲线和正常儿童人群的标准曲线相比较，可以直观地判断孩子的身高发育是否正常。

注：在本书第 190~191 页附录部分提供了生长曲线图，可供参考。

如何计算生长速度

判断儿童的生长速度,可以用这一次测量的身高减去上一次测量的身高的数据,然后除以中间间隔的时间,再将得到的数值乘以 12,得出来的结果可以预测儿童这一年的生长速度。

例如孩子在 3 月的身高是 112.5 厘米,9 月的身高是 116.3 厘米,那么预测这个孩子这一年的生长速度为:
（116.3-112.5）÷（9-3）×12 ≈ 7.6（厘米）

通常 3 岁以下的宝宝一年的生长速度为 7 厘米时为理想状态;从 4 岁到青春期,一年的生长速度不低于 5 厘米;进入青春期,一年的生长速度不低于 6 厘米。

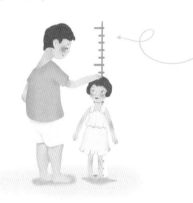

测量身高的注意事项

测量时,仰视和平视会产生 0.5~1 厘米的误差。女孩梳着高高的发髻也会影响测量数据。因为夜间睡觉脊椎会拉伸,关节间隙也会被拉开,早上比晚上可能要高 0.5~1 厘米。因此测量时尽量选择同一时间段,才能保证数据的相对准确。

对儿童身高测量的频率不宜太高,可以每 3 个月测一次。儿童的生长有快有慢,并不是匀速的,会受到很多因素的影响,在一段时间内可能增长较快,如受季节的影响,春天、秋天身高增长快一些;夏天、冬天身高增长可能会相对缓慢。

成长笔记

正确测量儿童身高:让孩子光脚靠墙站直,脚后跟、臀部、两肩胛紧靠墙壁,眼睛平视,下巴向内收,在孩子头顶放一个硬纸板,在硬纸板与墙交接处画一道线。用尺子测量地面到直线的距离。

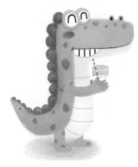

增高药的误区

关于儿童增高药有很多误区，很多口服增高药不仅很难让孩子增高，还可能导致孩子提前停止生长。对于大部分儿童，养成良好的生活、饮食、运动习惯比服用增高药更有效果。

常见的几类"增高药"

第一种：营养补充剂

这一类所谓的增高产品更多的是以钙、维生素 D、氨基酸等为主的营养补充剂。依靠这类营养补充剂远没有让儿童养成营养、均衡的膳食习惯更有效果。此外，补钙只能让骨骼变得更结实，对于长高并无直接的影响。也有研究曾证实，单纯靠口服氨基酸，不会产生显著的增高效果，科学的营养摄入加锻炼才能起到一定效果。

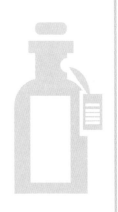

第二种：口服激素类药物

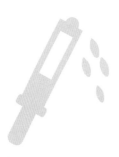

生长激素是处方药，必须注射才能起效，口服会被胃里的消化酶分解掉。有些"增高药"里含有性激素，吃进去短期有增高的作用，但在性激素的作用下，会造成儿童性早熟，骨骺线提前闭合，影响最终身高。

第三种：网传的增高产品

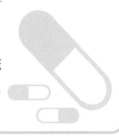

网上销售的增高鞋垫，里面包括各种中草药甚至是磁石等，声称可促进微循环，造成微骨裂，达到增高的目的。这种说法缺乏科学依据，不可信。

如何正确促进儿童增高

培养健康的饮食习惯：培养儿童健康的饮食习惯有利于均衡地摄入营养，对他们的身高、心理、智力的发育都有帮助。身高增长速度过快的儿童尤其要注意骨质健康，经专业医师指导下适当补充钙和维生素 D。

保证充足的睡眠：睡眠对处于童年和青春期的孩子的生理、智力、情感和社会发展都起着至关重要的作用。儿童睡眠问题会对认知及智力发展造成干扰。研究表明，睡眠不足对儿童语言发展、记忆和学习能力都可能产生负面影响，并与睡眠不佳，儿童较低的认知和智力以及学习成绩落后都有关联。

有心理问题的儿童更容易有睡眠困难。这说明睡眠同心理健康的关系是双向的。童年和青春期的睡眠模式会影响其身高、体重及成年后的身心健康。帮助儿童建立良好的睡眠，对儿童生长发育是至关重要的。

控制合适的体重：3 岁以上的儿童到青春期前，每一年体重增加不超过 3 千克，最好控在 2 千克以内。

每增高 1 厘米，体重增长控制在 0.3 千克。

和儿童有效沟通：儿童心理学家研究，长期生活在焦虑状态下的儿童，比情绪平稳的儿童平均身高要矮。其中表现更突出的是女孩，女孩的生长更易受到心理因素的影响。家长一定要在尊重孩子独立性的基础上和孩子多沟通。3~7 岁的儿童已拥有自我意识，开始自我思考问题，家长要多倾听孩子的心声。

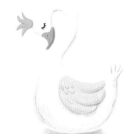

4~7 岁儿童生长激素治疗

身材矮小的原因很多，家长一定要先明确孩子矮小的病因，再进行相应的治疗，不能不分原因就给孩子注射生长激素，否则可能会造成不能挽回的后果。

身材矮小不一定打生长激素

如果是家族性矮小，受基因限制即使注射生长激素，效果也不会很明显。对于环境因素和生活习惯导致的孩子营养不良、偏食、不爱运动、睡眠不好，从而影响孩子发育，如果不相应地调整生活习惯，即便使用生长激素，效果也不会很明显。此外孩子心理压力大、情绪出现问题导致生长发育迟缓，解决心理问题才是关键。如果经检查，孩子的生长激素分泌正常，但骨龄比实际年龄小，则多属于晚长。这种情况，家长不用进行特殊干预，只要保持孩子良好的生活习惯，到了一定年龄自然会长高。

哪些儿童适合使用生长激素

如果明确诊断为生长激素缺乏性的矮小，同时没有其他病理性疾病，可以考虑使用生长激素治疗。

大部分生长激素缺乏症的儿童都存在一定的发育问题，或者是合并不同程度的性腺功能减退、肾上腺皮质功能减退等，需要医生给出综合的治疗方案。

生长激素缺乏要早诊断、早治疗。因为随着儿童成长，骨骺线逐渐闭合，再注射生长激素就失去作用了，反而会因注射生长激素导致儿童出现肢端肥大的症状。

生长激素的使用剂量是根据体重来确定的，体重越大、骨龄越大，使用的剂量也越大，成本也会更高。因此要早诊断、早治疗。

生长激素注射的部位

皮下注射生长激素疗效最好也最安全。一般要求在腹部肚脐的周围，离肚脐约 2 指的位置。集中在同一个部位注射可能会导致肿痛和脂肪萎缩性凹陷，可以有规律地变换部位注射，如在大腿、胳膊的外侧。

如果注射时疼痛比较明显，或有瘀斑、出血、皮下硬结等现象，一定要交叉部位进行注射。同一个部位两次注射时，要间隔 2~3 厘米，避免出现皮下硬结，影响药物吸收。

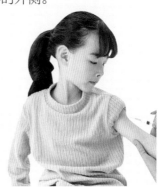

生长激素注射分为普通注射器、笔式注射器，使用方法简单易学，家长可以在医生的指导下在家自己操作。

生长激素副作用

虽然生长激素对大部分儿童来说安全性好，使用者满足适应症，按要求使用，基本上无明显不良反应，但对于一些儿童还是会出现一些短期的不良反应。

部分儿童在用药早期可能会出现高血糖，但很少超过正常高限，随着治疗时间延长或停止用药，血糖会恢复。

有些儿童会出现一些过敏反应，如疼痛、红肿等，大部分会随着用药时间延长，症状消失。

使用生长激素后，儿童较常出现水钠潴留的症状，表现为眼睑、面部、手背、脚背等出现水肿，一般 3~7 天后症状会消失。

少数儿童会出现头疼，这是因为颅内压增高引起的，一般不会太严重，会自然消失。

甲状腺功能减低，一般在注射 2~3 个月后出现，可通过补充甲状腺素纠正。

使用生长激素的注意事项

注射前，医生检查没有注射禁忌后，儿童方可注射。

注射时，保证儿童注射部位皮肤清洁。

注射后，不要立即离开，应观察 30 分钟，无不良反应再离开。注射后应多喝水，避免剧烈运动，保持注射部位干燥，避免感染。

注射后的 1 个月是安全监控期，观察儿童是否出现眼睑肿、腿肿等症状。

每隔 3 个月要进行一次复诊，监测儿童身高、体重的增幅，同时需要对儿童的肝功能、血常规、甲状腺功能进行检查。使用生长激素治疗过程中，有的儿童会出现甲状腺功能降低，定期复诊，监测甲状腺功能。明确注射剂量，每天记录儿童打针情况，避免漏打。

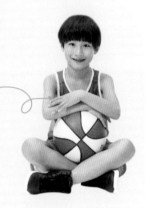

用药期间，应保持适当的运动锻炼、充足的睡眠、合理的饮食和愉悦的心情。建立持久健康的生活习惯是最重要的。每隔 1 个月或 3 个月，定时监测儿童的身高。

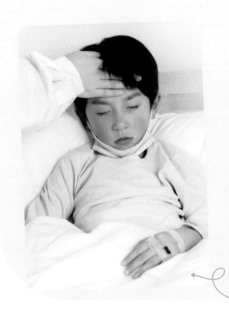

生长激素治疗 6~12 个月可以达到最大疗效，因此评价效果一般在 6 个月之后进行。如果使用生长激素治疗的儿童需要接种疫苗，要明确接种的疫苗是否与生长激素有用药配伍禁忌。

儿童在治疗期间生病，如果症状较轻，可以不停止生长激素注射，如果伴有发烧，且高烧超过 38℃，就需要暂停生长激素注射。皮质激素会抑制生长激素的促生长作用，如果儿童治疗时用到了皮质激素，需要咨询医生是否需要停用生长激素。

生长激素效果不好的原因

生长激素分为长效生长激素和短效生长激素两种。短效生长激素需要每天注射，长效生长激素一般1周注射1次。如果出现漏打，会影响治疗效果。

生长激素是肽类激素，需要在4~8℃的环境下保存，如果保存温度出现偏差，激素就会失效。变质的激素不仅没有促进身高增长的作用，还可能引起一些过敏反应。此外生长激素治疗效果不佳还可能与甲状腺功能减退、使用糖皮质激素、骨骺线接近闭合等原因有关。

注射生长激素产生硬结

操作原因

在同一部位多次注射，或注射速度太快，导致组织间隙承受较大压力。

注射部位过浅，使局部组织受到刺激，产生局部血液循环不良。

儿童自身原因

注射时，儿童心理紧张导致肌肉和皮下层紧绷，使药物不易吸收。

预防产生硬结

1 注意变换注射的部位，注射时为注射部位消毒。

2 注射的深浅要适当，要根据胖瘦、皮下脂肪层薄厚而定。

3 注射时保持速度均匀，使药液缓慢注入。

4 对于有恐惧心理的孩子，家长要做好安抚，消除其焦虑、紧张的心理，分散其注意力。

5 如果注射部位已经产生硬结，家长用热毛巾敷一下，促进血液循环，使药物快速吸收。

成长笔记

由于每个孩子身体状况不同，因此治疗效果不能一概而论，要根据每个孩子的情况制定个性化治疗方案。不论怎样，还是要在正规医院进行治疗，听从医嘱。

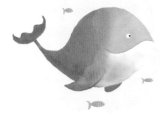

给孩子第一次测骨龄

儿童自出生起的实际年龄和骨头所对应的骨龄息息相关。骨龄，顾名思义即骨骼发育年龄。临床上，通过检测骨龄，了解骨骼发育的具体水平和程度，预测生长发育的潜力，有助于科学增高。

通过手腕检测骨龄

根据《2019 中国卫生健康统计年鉴》显示：在我国，每年都会有 6000 万~8000 万儿童和青少年存在身高发育不良的问题，每年有近乎 3 亿人有骨龄诊断的需求。检测骨龄可帮助儿童确认生物学年龄，了解儿童身高发育的潜力，有助于根据儿童每年不同的发育情况做出不同的阶段性调整。

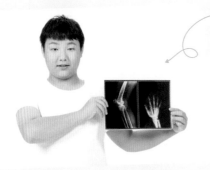

骨龄的检测一般是对儿童的手部和腕部进行 X 光的拍摄，然后由医生根据拍摄的 X 光片对手掌指骨、腕骨进行解读，对基本骨骺线闭合进行分析，最后确定骨龄。这种检测方式准确度较高。

骨龄检测除了可以估算身高外，更重要的是还能发现一些疾病，做到早发现早治疗。3~15 岁是检测骨龄的最佳年龄段。

但是每一个年龄段，孩子生长发育情况不同，通过检测骨龄预测身高并不是绝对准确的，因为不同的孩子面临的外部环境不同，比如摄取的营养，周围环境以及可能患有的疾病等都是不确定的。所以，检测骨龄预测身高的方法肯定会存在误差，但是总体趋势一般来说是可以确定的。

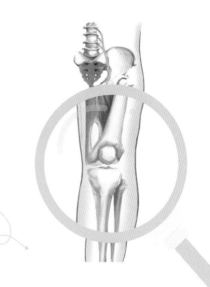

3~10 岁时做骨龄检测: 可以根据结果发现儿童在成长过程中是否出现生长发育方面的疾病,便于尽早开始治疗,同时对身高做初步预判,便于纠正儿童的饮食结构和生活习惯,以提高最终身高。这时做骨龄检测更多的是了解儿童的发育状况,为是否进行身高干预做出准备。一般来说一年检测一次就可以了。

青春期做骨龄检测: 判断孩子是否进入青春期,女孩主要看乳房的发育,而男孩出现阴毛,睾丸发育,就说明孩子进入了青春期。在这个年龄段及时做骨龄检测,可以确定儿童的发育情况。进入青春发育期后,骨龄的增长会非常快,有可能实际年龄长了 1 岁,骨龄长了 2~3 岁,这跟青春发育期大量分泌的性激素有关。

结合骨龄判断性发育情况: 通过骨龄检测可以发现儿童是否性早熟或者晚长,明确儿童的性发育和身高发育是否正常。对女孩来说,不同年龄阶段的骨龄对应不同的身高发育时期。骨龄 11~13 岁,处于身高突增期,女孩在骨龄 17.3 岁之后就会停止长高。对男孩来说,每个阶段的年龄都会稍微晚于女孩。男孩的身高突增期在骨龄的 13~15 岁,青春期在骨龄 13 岁以后,而在骨龄 18.4 岁后才会停止长高。

成长笔记

　　骨龄和身高、体重一样,是儿童生长发育的指标之一,应当定期检测。通过骨龄检测,可以发现骨龄和实际年龄的差异,对矮小症和性早熟等生长问题做到尽早干预,增加实现理想身高的可能性。

控制好体重，避免骨龄超前

不少家长认为学龄期的儿童正在长身体，应该多吃一点。家长会发现这个时期比较胖的儿童，通常身高也会比同龄儿童高，甚至高过标准身高。比如一个 9 岁的儿童，1 年身高增长 10.5 厘米，对于学龄儿童来说，这个身高增长速度非常快，儿童在学龄期 1 年的生长速度本应是 5~7 厘米，超过 1 年 8 厘米的生长速度只会在青春期出现。这很有可能表明，在过去的 1 年里，他的年龄增加了 1 岁，骨龄却增加了 2 岁，已经提前进入了青春期。如果按骨龄计算，1 年就等于只增长了 5.25 厘米，相比较青春期身高 1 年增长速度不低于 7 厘米，这个数值显然就太低了。

青春期是孩子身高增长的最后冲刺期，也是身高的猛长期。孩子青春期提前到来，骨骼发育也会比同龄人提前结束，最终导致身高不理想。

控制体重，减少雌激素转化

学龄期，儿童体内雌激素水平低，可以促进脑垂体分泌生长激素和促进肝脏及肾脏等合成胰岛素样生长因子，帮助身高和骨龄的生长发育。

进入青春期后，雌激素分泌增加，直接作用于骨骺板，加速骨龄的生长，促进骨骺线闭合。

促进身高增长的一个方法就是适当控制儿童体重，减少脂肪摄入。因为脂肪组织本身可分泌雌激素，且脂肪组织内芳香化酶可以促进雌激素的转化生成。

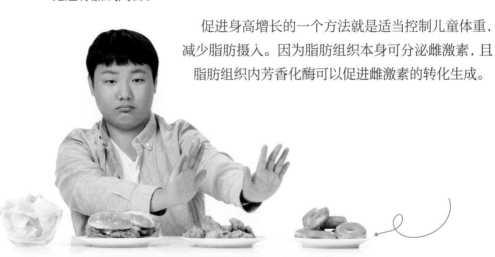

针对长高，合理饮食

儿童的体形和生长也有着重要的联系。有的孩子体形消瘦，基本不吃饭，只偶尔吃点自己喜欢的零食；另一种情况刚好相反，吃得较多，体形偏胖，只长肉，不长个头。这两种极端都是不合理的饮食结构造成的。

饮食不均衡，身体无法获取足够的蛋白质、维生素、矿物质，这种情况如果不调理饮食结构，长高会受到限制。后一种情况，孩子饮食不加控制，且往往伴有高热量的饮料等食物易引发肥胖，影响长高。因此，帮助孩子养成良好的饮食习惯，是家长的必修课。

儿童长高而不是长胖的饮食结构，要满足 2 个标准：

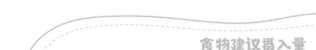

1. 饮食多样化，不同食物要有机结合。

2. 均衡安排食物：含有蛋白质、碳水化合物、维生素和膳食纤维的食物都要涉及。

儿童的胃容量有限，摄入食物的质量，决定着儿童是长高还是长胖。

食物建议摄入量

	4 岁 👍	7 岁 👍
蔬菜	250~300 克 / 日，可分成 2.5~3 份 / 日	300 克 / 日，可分成 3 份 / 日
水果	150 克 / 日，可分成 1.5 份 / 日	150~200 克 / 日，可分成 1.5~2 份 / 日
豆类	105 克 / 周，可分为 4 份 / 周	105 克 / 周，可分为 4 份 / 周
畜禽类	25~40 克 / 份，3.5~5.5 份 / 周	40 克 / 份，5.5 份 / 周
水产类	20~40 克 / 份，3~5.5 份 / 周	40 克 / 份，5.5 份 / 周
谷薯类	40~45 克 / 份，3 份 / 日	45~50 克 / 份，3 份 / 日

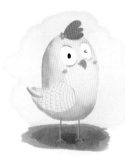

培养不挑食、不厌食的习惯

除病理性因素很多身材矮小的儿童，都存在着各种饮食问题，比如挑食、厌食，导致营养不均衡，或者暴饮暴食，导致肠胃不好、积食等。饮食习惯不仅事关儿童的身心健康，也会影响他们长高。

避免儿童暴饮暴食

暴饮暴食是儿童饮食问题里最常见的。有的孩子吃饭速度特别快，最终吃下大量食物，导致积食。有的孩子是遇到喜欢吃的食物猛吃很多，不加节制。

暴饮暴食严重时，会演变成一种食物成瘾。当孩子逐渐长大，遇到的压力越来越大时，会习惯性地非常想吃东西，只有吃到东西时，才会开心。如果不吃东西，情绪会变得暴躁，但这种情绪又是无法自控的，尤其是在乎身材的女孩，吃完之后可能会产生内疚、自责的想法。因此，从一开始家长就要干预暴饮暴食，避免让儿童把食物和情绪联系在一起。

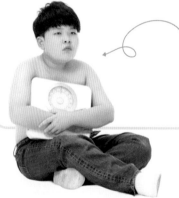

暴饮暴食会对儿童的身体健康产生不良影响。首先是身体系统功能出现紊乱，比如一下子吃太多了，胃肠的负担太重，胃肠功能整体就会紊乱。其次是摄入热量过多，导致儿童肥胖。

应对暴饮暴食

让儿童戒掉暴饮暴食，最简单的方法就是少食多餐。孩子遇到喜欢吃的食物可能没有自制力，家长就要帮忙把孩子喜欢吃的东西一天分成多份。另外，就餐时间一定要让孩子及时吃饭，不然到下一顿饭时，因为饿极了就会暴饮暴食。

避免儿童挑食、偏食

研究表明，中国 40%~70% 的儿童存在挑食现象，这会严重影响营养摄入、体格及智力发育。每个孩子挑食、偏食的情况各不相同。有的专爱吃肉，有的孩子不爱吃肉，只吃菜。无论哪一种情况都可能造成营养成分摄入失衡，即便是肥胖，也可能存在隐形的营养失衡，因为某些东西过度摄入了，就会导致另一些东西摄入不足。

家长要了解孩子不爱吃某种或某类食物的原因，是味道不好，还是心理问题。

不爱吃蔬菜

引导孩子对蔬菜产生兴趣，家长可以在带孩子一起逛超市时，和他聊聊与蔬菜有关的话题，比如："彩椒为什么有红色的，还有绿色的呢？""你觉得是切成圆形的好吃，还是切成三角形的好吃呢？"通过一些能够引起孩子注意的话题，引导他思考，激发兴趣。

也可以把蔬菜打成汁，做成菜团子或面食。

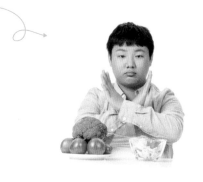

不爱吃肉

同样，孩子不爱吃肉，家长可以把肉剁成肉末，改变食物的原有形状放在食物中，让他不知不觉地吃下去。

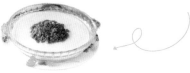

成长笔记

纠正儿童偏食，最好让他参与到烹饪过程中来。给他一些选择和一定的鼓励。可以在三餐中选一餐做他最喜欢的食物，而另外两餐则选其他食物。饭菜品种多样化及合理搭配可以有效改善儿童饮食结构。

避免以零食代替正餐

儿童可以吃零食,吃零食可以带给儿童满足感和快乐的心情。零食对于儿童不仅仅是解馋的一种方式,也可以作为加餐帮助儿童补充营养和能量。另一方面,零食可以帮助培养儿童的饮食习惯,养成三餐两点的进食习惯,避免暴饮暴食。对于零食,关键是要选择健康的零食,而不是一些热量高还没有营养的垃圾食品。

选择恰当的时间

为了避免影响正餐,零食不要离正餐太近,最好间隔 1.5~2 小时。为了预防龋齿,睡前 1 小时最好不要吃零食,体重偏重的儿童晚上 8 点以后不再吃任何东西。不要边看电视边吃零食,以免无意识地摄入过多。

选对零食种类

零食要选择天然、新鲜、易消化的食物,拒绝高油、高糖、腌制类食物。尽量避免吃果脯、水果罐头等食物。可以吃水果和坚果,少吃膨化食品。

控制零食的量

控制吃零食的量,2~12 岁的儿童每日零食提供的能量控制在每日总能量的10% 以内。比如 5 岁男孩每天能量推荐量为 1400 千卡,那每日零食就要控制在 140 千卡以内,大概相当于 2 个猕猴桃(约 100 克 / 个)+5 颗扁桃仁。

推荐 √	限制 X
新鲜水果、蔬菜	果脯、果汁、果干、水果罐头
全麦面包	膨化食品(爆米花、薯片、虾条)、油炸食品
新鲜的鱼类	咸鱼、香肠、腊肉等腌制品
鸡蛋(鸡蛋羹、水煮蛋)	鸡蛋干、煎蛋
乳制品(酸奶、奶酪)	乳饮料、冷冻甜品(冰激凌、雪糕)、奶油、含糖饮料(碳酸饮料、果味饮料等)
豆制品	烧烤类食物
坚果类	高盐坚果、糖浸坚果

儿童营养安排

主食类食物：主食一般是谷薯类食物，能够给人体提供能量，供体力活动和脑力活动所需。主食也应尽可能多样化，精米精面和粗粮相结合，能够补充身体所需的膳食纤维和 B 族维生素。

蔬菜类食物：家长一定要鼓励孩子多吃蔬菜，尤其是深绿色蔬菜和橘红色蔬菜，这类蔬菜不仅营养素丰富，而且颜色鲜艳，可以引起孩子的饮食兴趣。注意蔬菜的烹调方式以蒸、煮、清炒为佳，过长时间的烹调会导致部分营养流失。

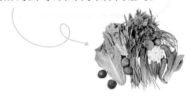

水果类食物：鼓励孩子吃各式各样的水果，不同颜色、不同种类、不同口感的水果可以让他多尝试。在准备水果的过程中，可以让孩子做一些花式水果，培养他吃水果的兴趣。榨果汁没有直接吃水果营养更丰富，水果渣中含有大量膳食纤维及钙、镁等矿物质。

肉类食物：肉禽类食物是蛋白质的主要来源，优先选择鱼类，少吃一些红肉。适当吃一些动物肝脏补充铁元素，肉类的烹调方式尤其要避免煎炸。1 岁以上的儿童每天应该摄入 50 克肉、1 个鸡蛋、500 毫升奶，但不可过量食用富含蛋白质的食物，否则会导致肥胖，并增加肝脏、肾脏的代谢负担。

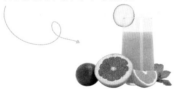

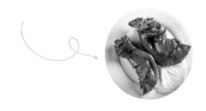

调味品的选择：4~7 岁的儿童每天食盐摄入量应少于 3 克，食用油摄入量应少于 20 克，糖摄入量少于 20 克。

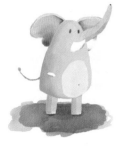

喝水、喝奶都不是小事情

每天喝充足的水可以将体内的毒素排出体外，这些毒素在一定程度上会阻碍儿童长高。喝水可以促进身体新陈代谢，并减少便秘的发生。

儿童每日喝水量

4~7岁的儿童新陈代谢旺盛，活动量大，水分需求量也大，建议每天适量饮水，以白开水为主，避免喝含糖的饮料。

年龄	每天需水总量（毫升）
0~6 月龄	700
7~12 月龄	900
1~3 岁	1300
4~6 岁	1600
7~10 岁	1800
11~13 岁	男：2300 女：2000
14~17 岁	男：2500 女：2200

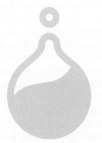

注：每天需水总量包含了食物中的水以及饮水中的水。

儿童喝水注意事项

白开水安全卫生，而且容易获得，不会增加能量摄入，而且利于代谢，是最适合儿童的饮品。喝水应少量多次，如上午、下午各2~3次，晚饭后根据情况而定。儿童喝水宜安排在两餐之间，不宜在吃饭前大量喝水，以免充盈胃容量，冲淡胃酸，影响食欲和消化。

不要在睡前喝水。夜里儿童容易因为排尿而醒过来，这样会影响睡眠质量。喝水时不可过快、过急，以免呛到或出现打嗝等问题。

儿童喝牛奶的好处

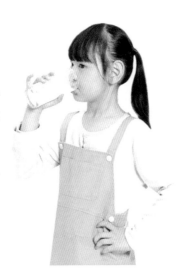

4~7 岁的儿童要每天饮用一定量的牛奶,4 岁以上的儿童,每日牛奶饮用量为 500 毫升,可以一天分为 2 次饮用。

喝牛奶可以快速补充钙。牛奶是膳食中钙的主要和最好来源,还可以补充蛋白质和多种微量元素。

喝牛奶不适应症

牛奶中的蛋白质过敏:牛奶或乳制品(乳酪和奶油)含有许多蛋白质,身体的免疫系统容易对蛋白质产生过度的应激反应,如产生过敏,表现为皮肤炎、腹泻等。如果情况不严重,可以调整饮用量,由少到多,让消化系统慢慢适应,逐渐达到脱敏。如果情况较严重,可以喝深度水解的蛋白奶粉。

乳糖不耐症:牛奶中含有大量乳糖,许多儿童身体里没有足够的乳糖酶消化乳糖,导致出现乳糖不耐受。乳糖不能被人体消化吸收,会引起腹胀、腹泻。

有的儿童喝牛奶会乳糖不耐受,但是喝酸奶就没有问题,这时可以改喝酸奶,或者喝一些无乳糖的奶。

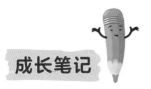

成长笔记

要培养孩子喝水的习惯,家长除了以身作则养成良好的饮水习惯之外,也要培养孩子对喝水的兴趣,如为他挑选颜色鲜艳或造型可爱的杯子。喝牛奶好处多多,儿童要保证每天适量的饮用量,补充营养,促进长高。如果出现乳糖不耐受或蛋白质过敏现象,要适当减少饮用量。

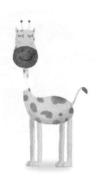

4~7 岁儿童睡眠

根据生长激素 24 小时分泌情况可知，白天活动时，生长激素分泌不高，而夜间 10 点至凌晨 1 点，生长激素分泌量为平时的 3 倍，达到峰值。调整儿童的睡眠时间，养成规律的睡眠习惯，可以促进儿童身高增长。

儿童睡眠时长

4~5 岁：这个时候儿童最佳睡眠时长是 10~13 小时，不足 8 小时或超过 14 小时都会影响孩子的发育。家长在孩子不睡觉的时候，多带他进行户外运动。运动可以使人体产生更多的内啡肽，放松心情，并产生疲劳感，有利于提高儿童睡眠质量。

6~7 岁：这个时候儿童最佳睡眠时间是 9~11 小时。家长有时担心孩子睡眠不够，周末会放纵孩子睡懒觉，这样不利于他养成规律的生物节律。最好的办法是鼓励孩子积极锻炼，提高睡眠质量。

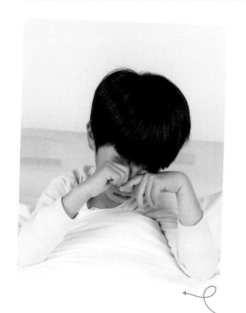

周末睡眠规律不打破

周一到周五，很多孩子因为要上学而早睡早起，一到周六、周日睡眠规律就打乱了，晚上不睡、白天不起。这种强行转换生物钟的做法会打破孩子的睡眠规律，到周一时，他们会感觉非常疲惫。

周末最好让孩子准点睡觉、起床，如果精神萎靡，可以补一个午觉，但时长不要超过 1 小时。

儿童和家长分房睡

很多家长在意识到要和孩子分开睡的时候非常犯难，不知道应该什么时候分开睡。如果孩子太小就分开睡，家长并不放心，但等年龄大一点之后再分开睡，孩子又不愿意，这让家长非常苦恼。

什么时候分开睡

一般在 3 月龄到 2 岁时，孩子和父母可以分床睡但不分屋。孩子独自睡在婴儿床上，靠近爸爸的一侧，这样避免他一闻到妈妈的气息就哭闹着要喝夜奶。靠近爸爸的一侧有利于戒掉夜奶，也有利于加强爸爸和孩子的情感联系。

2~3 岁以后要训练孩子和家长分屋睡觉。在正式分房睡之前，家长要和孩子充分沟通，不要强迫他一个人睡，在孩子不情愿的情况下，勉强分房会加重孩子恐惧的心理，导致无法入睡。

如何让儿童适应分开睡

逐步适应分床睡：家长要让孩子逐步适应，如先在同房间内进行分床睡，之后再在不同房间分床睡。给孩子一个适应过程，减少他的不安全感。

和儿童一起布置房间：家长可以和孩子一起挑选房间内的装饰。在自己熟悉的环境下，孩子会比较心安，这样也能让他们更好地适应自己独立睡觉。家长可以挑选个周末，和孩子一起去购买些喜欢的玩具，让他自己去放置它们。

给儿童心理上的肯定：孩子和父母第一次分床睡的时候，在心理上难免会有所不安，他们甚至会觉得爸爸妈妈不要自己了。家长一定要给予孩子安抚，告诉他们这是一个必经的过程。

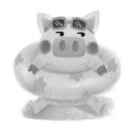

多运动，更结实地长个

适当运动对儿童的骨骼生长有帮助，能促进体内血液循环，增加骨骼的血液供应，让骨骼得到更多的养料。此外，运动可以帮助儿童调节情绪，带来愉悦的心情，帮助缓解压力。

4~7 岁儿童的运动形式

4 岁的儿童：运动能力大大提高，可以让他们多做一些户外运动，鼓励他们到太阳底下，边运动边晒太阳，可以促进身体对钙的吸收。

5 岁以后：可以进一步提高他们的运动强度，选择多样性的运动方式。

大运动

大运动能力与儿童大脑的信息处理速度和短时记忆能力呈正相关。儿童稍大后，大运动类运动不能少，攀爬、走路、跑步、游泳、踢球、骑自行车等，都属于大运动，儿童可以选择合适的运动进行。

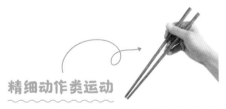

精细动作类运动

手工剪纸、使用筷子等属于这个年龄段的精细动作类运动。这些运动不仅能使儿童的手指变得更灵活，还能锻炼支配手指的脑部。

平衡感类运动

儿童从小多进行平衡类运动，比如跳绳、平衡木、荡秋千等，平衡器官发育良好，会使大脑更灵敏，对方位和较小的位置改变处理更迅速，晕车、晕船的概率会降低。

这里非常推荐跳绳，它简单、易上手，有一定的趣味性，儿童容易坚持，尤其是当家长和孩子一起跳绳，或者把跳绳变成游戏，会让孩子喜欢上跳绳。更重要的是，它能很好地促进手脚协调。

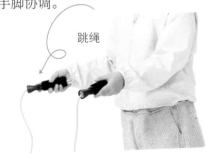

跳绳

运动可改善食欲

运动强度对食欲是有影响的。当儿童运动时的心率达到每分钟140~150次时，一般可认为是较高强度的运动，这样的运动强度对食欲有一定的抑制作用。

当运动强度较低，心率达到每分钟120次左右时则会促进食欲。

家长可以根据孩子的体形来确定运动强度，如果孩子比较瘦弱，适宜用低强度的运动来促进食欲，使孩子获得足够长高的营养。如果体形偏胖，可适当加大运动强度，从而抑制食欲，避免过度进食，同时，通过运动消耗一些脂肪，可以延缓骨龄的增长。

运动后注意事项

避免运动伤害：任何运动的过程中都要注意运动防护，防止身体受到伤害，尤其是儿童的膝关节。保护好骺板，才能促进儿童长高。如果儿童运动强度大或运动姿势不正确导致膝盖疼痛，要停止运动。

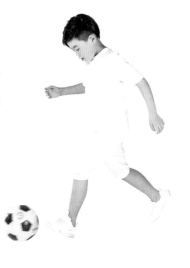

运动后注意放松拉伸：运动后要放松身体，这不仅可以排解关节中由于运动产生的乳酸，同时也可让各个关节部位有一个从运动状态到停止状态的缓冲。

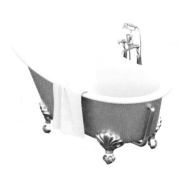

运动后不能立即休息：剧烈运动后要继续做一些低强度的复合性运动，待呼吸和心跳基本正常后再停下来休息。

运动后不能立即吃饭：运动后马上进餐，肠胃无法正常消化食物，需要经过一段时间调整，消化功能才能逐渐恢复正常。

运动后不能立即洗澡：运动后立即洗热水澡，会导致头晕眼花、全身无力等症状，可以等身体平稳之后再洗澡。

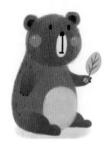

避免生病，影响生长发育

在 4~7 岁这个年龄段，儿童面临的最大问题就是生病。生病对儿童来说是一种成长经历，每次生病，身体对病菌的识别能力就会加强，也会提高自身免疫力。但长时间生病，既会影响体重，又会影响长高，这也是令很多家长头疼的问题。

儿童易生病的原因

外部环境变化：儿童上幼儿园之后频繁生病是个很常见的现象，主要是儿童进入了新的环境之后，身心无法及时适应导致的。进入到新环境，儿童既怕生，又不知道如何表达，难免会有焦虑不安的情况，心情焦躁就容易引发身体上的病症。这时，需要父母和老师合力去鼓励孩子尝试新事物，认识新同学，学会沟通交流并应付新的挑战。

季节的更替易导致儿童生病：季节更替时，气温变化，早午晚温差也较大，病菌比较活跃，就更容易受到传染。在幼儿园里，没有父母贴身的照顾，宝宝可能无法及时更换衣物，容易出现感冒、发热。

生理上也需要适应外部环境的变化：幼儿园里的小朋友彼此接触，可能会遇到更多的病原体。大家上课、休息时，间距很近，也容易导致病原体在孩子之间快速传播。一旦传染，在幼儿园这个人群比较密集的地方，一下子可能会出现多人一起生病的情况。

疾病与身高的关系

	急性疾病	慢性疾病
症状	感冒、发烧、腹泻	反复呼吸道感染、反复腹泻
周期	较快痊愈	疾病进展缓慢，拖延时间长
影响	影响是暂时的	有可能会持续影响生长

减少儿童生病的方法

1 **勤洗手、消毒：** 认真洗手和消毒能切断很多疾病的传播途径。病毒会附着在桌面、门把手、电梯按钮、玩具、衣服等物体表面，要勤对这些病毒聚集的地方清洗、消毒。同时要注意认真洗手。

2 **多喝水：** 感冒主要通过飞沫传播，也就是通过口鼻进入身体。口腔、鼻腔黏膜保持湿润，能在很大程度上防止感冒病菌的入侵。多喝水有利于儿童体内毒素的排出，降低炎症反应，能提高免疫力，减少疾病的发生，促进新陈代谢。

3 **细嚼慢咽有助消化和肠胃吸收：** 细嚼慢咽有助于避免进食过多导致肥胖问题和积食问题。此外，想要儿童健康少生病，平时吃饭不应吃得太饱。

4 **睡午觉：** 午睡可以迅速恢复体力，消除困倦，还有增强记忆力、提高免疫力的作用。但午睡时间不应该太长，否则很容易进入深度睡眠，到下午会更累。

5 **好心情：** 很多病症都是心情不畅引起的，研究发现，当人们快乐时，大脑会分泌多巴胺等，可以放松情绪，使身体的功能相互协调、平衡，促进健康。

6 **多运动：** 儿童多去户外活动对骨骼发育有益处，多晒太阳能促进身体对钙的吸收，对长高也很有帮助。同时健康的身体能帮助儿童降低生病的概率。

7 **注意增减衣物：** 多层穿搭，便于及时增减衣服。

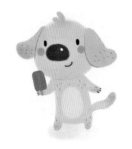

好性格的培养有助长高

孩子有时候不听话，脾气暴躁，大喊大叫等，这每一种行为背后都有孩子独特的情绪和诉求。长期处于焦虑、压抑状态时，孩子的睡眠质量、生长激素分泌情况都会受到影响。家长要多了解孩子，帮助孩子一点点学习管理自己的情绪。

让儿童学习管理情绪

明白自己真正的需求，正确地表达出来，有利于儿童认识自己，表达自己，培养儿童好性格。

良好的家庭环境

4~7岁以及青春期的孩子，都会潜移默化地受到父母生活习惯和情绪处理方式的影响。让孩子有一个良好的情绪状态，要先有一个良好的家庭环境。

孩子越小越不能很好地控制自己的情绪。糟糕的情绪环境会使孩子往两个方向极端发展，如不顾及他人感受直接表达自己的情绪，或把自己的情绪掩藏起来不去表达。

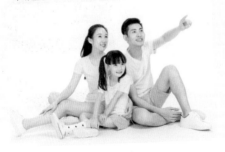

家长要先控制好自己的情绪

儿童的焦虑情绪会影响生长激素的分泌，从而影响生长和发育，也会影响他们的心理模式。

父母的情绪是否稳定，性格是否随和，行为是否过激，都会在孩子内心留下难以磨灭的印记。如果父母经常吵架，孩子会误以为是因为他导致了父母关系紧张，从而产生深深的负疚感和焦虑情绪。家长要尽量避免在孩子面前吵架和情绪失控。

教儿童认识自己的情绪

儿童对于情绪的认知水平并不高，比如愤怒，引起愤怒的原因很多，如嫉妒、受到伤害或误解等。这个时候家长要倾听孩子的心声，不要急于教训，让孩子把事情发生的所有经过说完，然后帮助他认清自己的情绪，理解情绪的来源，并且给他提供更多可以缓解情绪的方法。

建立儿童自己的朋友圈

儿童的交友圈子对他们的成长至关重要，是影响他们习惯和性格形成的关键因素。

当和不再是自己最熟悉的家人互动时，面对新的环境和新的人群，儿童会逐渐增加自己适应环境的能力。当他拥有了自己的好朋友时，他会更愿意跟人交流，提升社交能力。当一个儿童有朋友时，玩的时间会比没有朋友的儿童多出 6 倍，他更容易与人分享，同别人交流的时间更长。

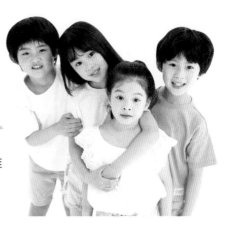

1 岁半以后，随着"自我中心"思维向"社会化"思维的转化，儿童所要学的一项重要的技巧就是分享。分享并不是天生就会，只有到了 3 岁左右，才真正出现分享行为。分享能带给儿童快乐，但儿童刚开始和他人交往时会哭，不愿意把自己的东西分给别人。不要担心，慢慢地，他就能学会如何与他人相处，如何分享，如何合作。只有儿童清楚了什么能给自己带来快乐，同时他也期待着让别人与他同乐时，分享行为才能真正主动出现。

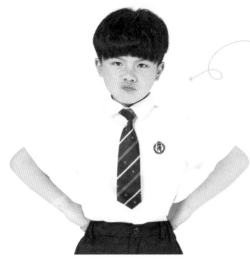

对于儿童间的小冲突，家长不要太认真，放手让他自己在经历中学会交往。但是要注意控制一些极端行为，让他不被过度伤害，也不去伤害他人。

父母要相信，这种"朋友圈"的建立对孩子来讲，可能会影响他整个童年时期。甚至一些"发小"能成为孩子一生的朋友。

关注性早熟

中国儿童性早熟发病率已达 1%，即 100 个儿童中就有 1 个性早熟。性早熟已成为仅次于肥胖的第二大儿童内分泌疾病，且发病率逐年升高。性早熟问题应该受到家长的关注。

什么是性早熟

性早熟是指男孩在 9 岁前、女孩在 8 岁前出现第二性征。性早熟可分为三类：

中枢性性早熟

又称为真性性早熟，这是由下丘脑中垂体下的性腺轴功能过早启动导致的。中枢性性早熟除了第二性征发育外，还有卵巢和睾丸的发育，这时儿童已经具备生育能力。儿童性发育的过程和正常青春期发育过程一致，只是时间提前。

外周性性早熟

又称为假性性早熟。一般是由体内肿瘤或者是饮食原因造成的。如果是后者，调整饮食，早熟症状就会消失。表现为第二性征发育，性激素水平升高，但垂体的性腺轴发育不成熟，没有性腺发育，女孩无排卵性月经，男孩不增大睾丸，儿童不具备生育能力。外周性性早熟如果不控制，会转化为中枢性性早熟。

部分性早熟

这类性早熟不多见，表现为单纯性乳房早发育、单纯性阴毛早发育、单纯性初潮等，是某部位提早发育的表现，与性激素增多有关。

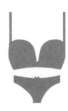

性早熟症状判断

正常生长速度

儿童生长发育阶段会经历两个重要的生长高峰,出生后第 1 年是第一个生长高峰,平均增长 25 厘米,在儿童 1~2 岁,平均每年增长 12 厘米,2~3 岁平均每年增长 8 厘米,3 岁之后,平均每年增长 5~7 厘米,此后发育逐渐缓慢。进入青春期后,生长速度又加快并出现第二个生长高峰。

提前出现第二性征

男女两性在生殖器官上的特征为第一性征,如男性有睾丸、阴茎等,女性有卵巢、子宫等。进入青春期后,男孩和女孩表现出第二性征。

男孩性早熟: 是指 9 岁之前出现睾丸和阴茎增大,出现阴毛、胡须、喉结,嗓音变得低沉,甚至阴茎勃起或遗精,并伴有体格的迅速增长。

女孩性早熟: 是指 8 岁之前出现乳房发育,出现阴毛、腋毛,月经初潮,身高、体重迅速增长。

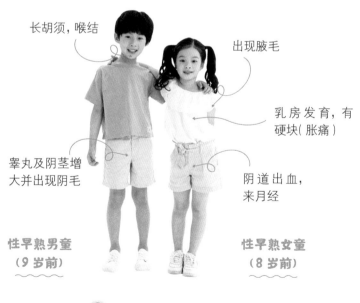

长胡须,喉结

出现腋毛

乳房发育,有硬块(胀痛)

睾丸及阴茎增大并出现阴毛

阴道出血,来月经

性早熟男童
(9 岁前)

性早熟女童
(8 岁前)

注:男孩 10~11 岁、女孩 9~10 岁发育为正常。

129

性早熟与儿童身高

性早熟是否会影响儿童身高增长，主要取决于儿童是否骨龄超前，如部分性早熟，没有明显的生长过速和骨龄超前，所以最终身高不会受到影响。患有中枢性性早熟的儿童最终身高会受到影响。

患中枢性性早熟的儿童在早期由于性激素提前大量分泌，生长速度比同龄同性别的儿童明显加快，身高明显增加，而骨龄比实际年龄大。但由于性激素的刺激，使骨骺线提前闭合，生长早期停止，导致最终成年后身材矮小。

身高受影响的程度取决于几个方面

1 性早熟时的基础身高：如果儿童开始发育时的身高已经明显超过同龄人的正常身高范围，最终的身高可能会和同龄人持平或更高。

2 青春期发育速度和发育持续时间：青春期一般发育 4~5 年，如果进展快速，2~3 年即发育成熟。发育持续时间越短，最终身高受影响就会越大。

3 身高增长和骨龄增长的平衡度：如果儿童身高增长速度与骨龄增长速度相对应，最终身高不会受影响。如果骨龄增长速度大于儿童身高增长速度，最终身高就会受到影响。

4 遗传身高的生长潜能：如果家族成员大多个子较高，即便是性早熟，儿童最终身高也可能和同龄人持平或更高。

性早熟与儿童心理

性早熟的儿童由于生理年龄和心理年龄无法匹配，往往还没有心理和思想准备去面对过早的性发育。女孩月经来潮的时候精神紧张，此外，还容易因为自己在体形、外表上与周围小伙伴不同而产生自卑、恐惧和不安情绪。家长在这方面要多给孩子做心理疏导，让孩子正确地接纳自己。

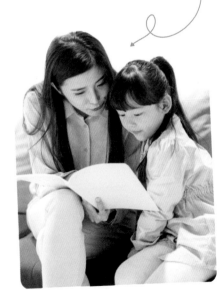

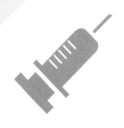

性早熟治疗

一旦发现儿童有性早熟的征象，家长应尽早带孩子到医院就诊，而且应选择有内分泌专科的医院，首先明确儿童患的是哪种性早熟，先要检查排除疾病因素，针对病因选择正确的治疗方案。

性早熟也不是人人都需要治

对于那些骨龄虽然超前，但身高增长较快的儿童，如果经过专业的身高预测，最终身高在家长的期望值之内，可无须治疗。如果骨龄比实际年龄大 1~2 岁，每年身高增长速度相对较慢，最终身高会受影响，这个时候就要治疗干预了。

有一些儿童虽然青春期提前，7~8 岁就开始乳房发育，但年龄长 1 岁，骨龄也长 1 岁，身高也在正常地生长，最终身高不受影响，可以定期检查，不做治疗。

性早熟治疗方法

治疗原则分为两个方面：一方面是对性早熟的对症治疗，另一方面是针对性早熟原因的病因治疗。不同类型的性早熟，因其发病原因不同，应采取不同的治疗方法。首要是治疗原发病。

一旦确诊中枢性性早熟，通用的治疗方式是注射促性腺激素释放激素类似物。每隔 28~30 天注射一次。治疗目的是抑制性激素分泌，延缓青春期发育过程，最终改善成年身高，一般情况下治疗需要 2 年以上。注射性腺激素释放激素类似物相对比较安全，有部分儿童会出现面部潮红、多汗等，属于正常反应，无须过度担心，可以随时咨询医生。

大多数性早熟是可以治好的，但早期发现、及时治疗非常重要。提早发现和及时治疗，可以获得正常的心理状态及期望达到的成人期身高，且越早治疗效果越好。

诱发儿童性早熟的因素

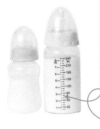

塑料制品： 有研究表明，质量不合格的塑料玩具、奶瓶等可能和性早熟有关。劣质塑料奶瓶多以PC材质为主，PC奶瓶含有双酚A，这种物质能加速性早熟，或造成儿童多动症和注意力不集中。

过度补锌： 动物实验表明，锌在动物体内有明显的促发育作用，因此锌也被称为性激动剂。适量的锌可以促进儿童身体和智力发育，但家长给孩子过度补锌，极容易导致孩子性发育提前。家长应在专业的医师指导下给孩子补锌，不建议家长擅自为孩子补充锌剂。

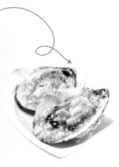

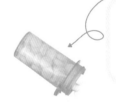

滥用儿童保健品： 儿童服用的保健品、口服液可能含有激素，长期服用会导致儿童的性激素水平上升，出现部分性性早熟，如果不加以控制会演变成中枢性性早熟。

误服避孕药： 有些粗心的家长把避孕药放在孩子伸手可及的地方，孩子很可能误服。误服避孕药，等于向体内注入了性激素，引起假性性早熟。只要避免孩子再服，随着药物被代谢，性早熟的症状会逐渐消失。

病理因素： 颅内疾病，如颅内肿瘤、垂体肿瘤、性腺肿瘤等，导致分泌过多性激素引发性早熟。
非肿瘤性疾病，如脑炎、中枢神经系统感染、大脑先天发育异常、头部外伤等导致的性早熟。
假性性早熟转化或甲状腺功能减退等。

熬夜：现在的孩子学习压力大，挑灯夜战成了很多学生的生活常态。熬夜导致的性早熟主要和褪黑素有关。身体在黑暗的环境下会产生一种叫褪黑素的物质，对内分泌具有一定的调节作用，能够抑制性腺发育。夜间长期在人工光源下学习会减少褪黑素的产生。晚上开灯睡觉，也会影响褪黑素的分泌。

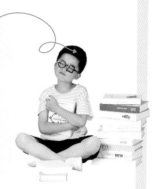

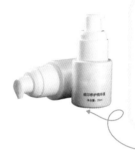

抹成人护肤品、化妆品：有些孩子经常学大人在脸上和身上涂涂抹抹，而现在的护肤品、化妆品中除了营养与滋润皮肤的成分外，有些还含有一部分雌激素，以使局部皮肤更光泽滑润。儿童抹完后，通过皮肤的吸收，可能促使儿童提早发育。

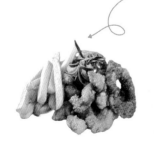

看言情剧：看一些儿童不宜观看的电视剧，剧情会刺激儿童下丘脑垂体神经的反射，甚至会导致下丘脑垂体性腺轴的提前启动，促进性腺激素分泌。

不健康食物：油炸食品，如薯条、炸鸡等。食用油经过高温之后会氧化变性，引起早熟。动物一旦食用了含激素的饲料后，部分激素会留存在体内头颈部分的腺体内，如鸭脖、鸡颈等，儿童长期食用含有激素的禽类颈项部位，会催发性早熟。

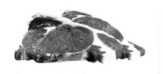

助高食材

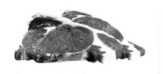

牛肉

长高食谱精选

　　牛肉含有丰富的蛋白质,可以有效地促进新陈代谢。而且牛肉中的脂肪含量很低,有利于控制体重,减少肥胖发生的概率。合理控制体重,有利于儿童长高。

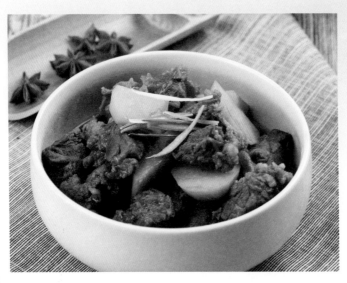

营养解读: 土豆对脾胃虚弱的孩子有一定的食疗作用,牛肉是性质温和的滋补品,具有健脾养胃、强筋壮骨的功效。

土豆炖牛肉

原料: 牛肉200克,土豆150克,料酒、酱油、盐、葱花、葱丝、姜片、油各适量。

做法:

1. 牛肉洗净、切块,焯烫2分钟,用盐、葱花拌匀腌制;土豆去皮,洗净、切小块。

2. 油锅烧热,放入牛肉块翻炒,加入料酒、酱油。

3. 锅中加入适量清水,放入姜片、葱丝,大火煮沸,转小火慢炖40分钟,加入土豆继续炖20分钟,出锅前加盐调味即可。

胡萝卜丝炒牛肉

原料：牛肉 150 克，胡萝卜 100 克，酱油、盐、水淀粉、葱花、姜末、油各适量。

做法：

1. 牛肉洗净、切丝，放入葱花、姜末、水淀粉和酱油腌 30 分钟。胡萝卜洗净、去皮、切丝。

2. 锅中倒油，将牛肉丝入锅炒熟，盛出。

3. 底油烧热，放入胡萝卜丝，炒熟，再放入牛肉丝一起炒匀，加盐调味即可。

牛肉面

原料：熟牛肉 100 克，面条 200 克，小油菜 1 棵，牛肉汤、香菜末、盐各适量。

做法：

1. 熟牛肉切成片；小油菜择洗净。

2. 将牛肉汤倒入锅中，加盐，放入面条、小油菜煮熟。

3. 将面条、小油菜和牛肉汤一起盛出，放入牛肉片，撒上香菜末即可。

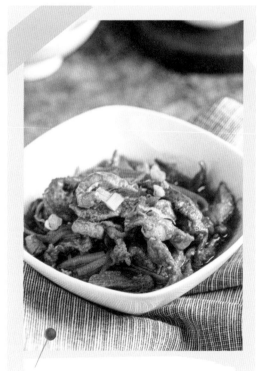

营养解读：胡萝卜中富含 β- 胡萝卜素，它属于脂溶性维生素，搭配牛肉，有利于脂溶性维生素吸收利用。

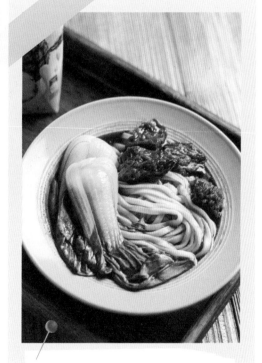

营养解读：牛肉蛋白质含量较高，脂肪含量较低，非常适合体重偏重的儿童食用。

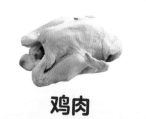

鸡肉

鸡肉含有蛋白质、脂肪、钙、磷、铁、胡萝卜素等营养成分，可为人体补充营养，强壮身体，增强体力；可以促进儿童的生长发育，缓解亚健康状态，提高机体免疫力。鸡肉还含有磷脂类、亚油酸及亚麻酸，可以降低低密度脂蛋白、胆固醇的含量，起到保护心血管的作用。

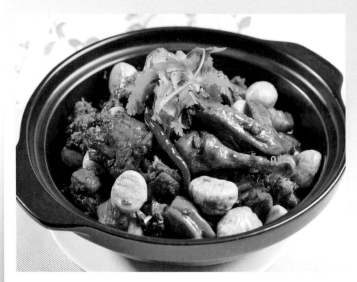

营养解读：板栗有养胃健脾的功效；与鸡一同烧，味道鲜美，可增强儿童的食欲；但是板栗不易消化，儿童不宜一次性吃太多。

板栗烧仔鸡

原料：板栗 100 克，仔鸡 1 只，高汤、酱油、料酒、盐、白糖各适量。

做法：

1. 板栗用刀开一小口，放入锅中，加适量清水，大火煮 10 分钟，捞出去壳。

2. 仔鸡治净，切块，放酱油、白糖、盐、料酒腌制 30 分钟。

3. 将板栗、仔鸡放入锅中，加入高汤，焖至仔鸡熟烂，加盐调味即可。

红枣乌鸡汤

原料：乌鸡 1 只，红枣 4 颗，枸杞子 10 粒，姜片、盐各适量。

做法：

1. 乌鸡治净，切大块，放入温水中煮，待水开后捞出，洗去浮沫。

2. 锅中放适量水烧开，将红枣、枸杞子子、姜片、乌鸡放入锅中，加水大火烧开，改用小火炖至鸡肉熟烂，出锅前加盐调味即可。

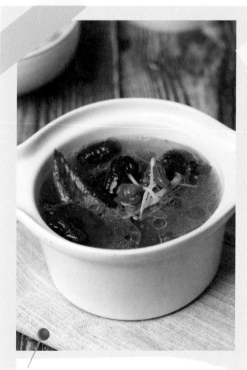

营养解读：乌鸡中含有的多种氨基酸、维生素均高于普通鸡肉，有利于儿童生长发育；乌鸡所含的钙对骨骼生长很有好处。

鸡肉香菇面

原料：香菇5朵，油菜20克，面条50克，鸡肉块、盐、姜片、料酒、酱油、油各适量。

1. 鸡肉块洗净，过热水焯烫；香菇去蒂，洗净，油菜洗净。

2. 油锅烧热，放入姜片，倒入鸡肉块翻炒，加入香菇、料酒、酱油，放适量水炖煮，出锅前放适量盐。

3. 另起一锅，加水，下入面条和油菜，煮熟后捞出。将鸡块香菇汤浇到油菜面上即可。

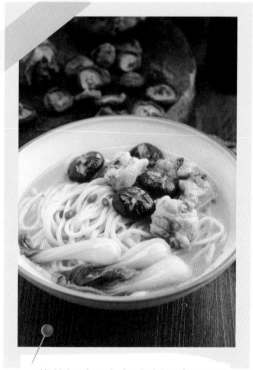

营养解读：鸡肉质地细腻，易于消化吸收。香菇中含有麦角骨化醇可转化为维生素 D，从而促进钙的吸收，促进孩子长高。

西红柿

西红柿含有丰富的胡萝卜素、多种维生素、葡萄糖、果糖，其中番茄红素含量明显高于其他蔬菜。还含有丰富的矿物质，如钙、磷、锌、铁等重要微量元素。这些矿物质对孩子的生长发育都有益处。

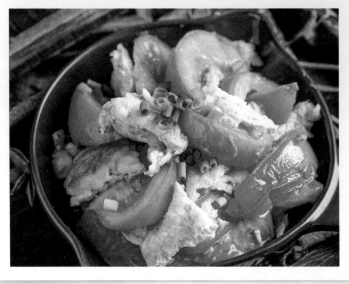

营养解读：西红柿与鸡蛋的搭配，为儿童生长提供了丰富的维生素C和蛋白质，每天1个鸡蛋可以促进儿童身体发育，帮助骨骼生长。

西红柿炒鸡蛋

原料：西红柿200克，鸡蛋2个，盐、油各适量。

做法：

1. 将西红柿洗净，放在热水里烫一下，去皮，切成块。

2. 鸡蛋打散成蛋液，放适量盐搅匀。

3. 油锅烧热后，将鸡蛋液倒入，快速翻炒成块。

4. 把西红柿块倒入，与鸡蛋一起翻炒，待西红柿炒出汁，放盐调味，即可出锅。

西红柿炒菜花

原料：菜花 100 克,西红柿 1 个,葱段、姜片、盐、油各适量。

做法：

1. 菜花洗净,掰成小朵,放入沸水中焯烫 2 分钟,捞出沥干;西红柿洗净,切块。

2. 锅内倒油烧热,下入葱段、姜片爆香,放入西红柿块翻炒至软烂,析出汤汁。

3. 再下入菜花继续翻炒至熟透,加适量盐调味即可。

芦笋炒西红柿

原料：西红柿 250 克,芦笋 150 克,蒜末、盐、油各适量。

做法：

1. 芦笋洗净,切段;西红柿洗净,切块。

2. 油锅烧热,放入蒜末爆香,放入西红柿翻炒,再放入芦笋炒至断生,出锅前放入盐调味即可。

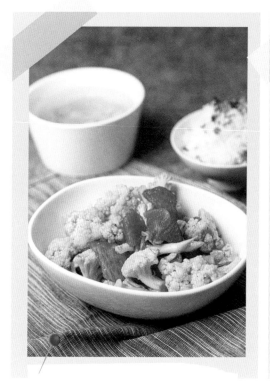

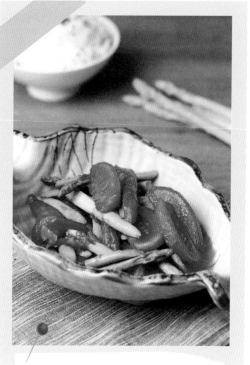

营养解读：西红柿所富含的维生素 A 原,可在人体内转化为维生素 A,能促进儿童骨骼生长。

营养解读：西红柿中含有维生素 C,有生津止渴、健胃消食的作用,能提升儿童食欲。

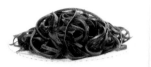

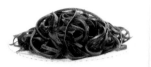

海带

海带中碘含量丰富，碘是人体不可缺少的营养素，尤其是宝宝生长发育与智力发育不可缺少的，能预防单线性甲状腺肿。海带中含有丰富的钙、铁，所以海带也是人类摄取钙、铁的原料，丰富的钙有利于宝宝骨骼和牙齿发育。丰富的铁可以改善宝宝缺铁性贫血。

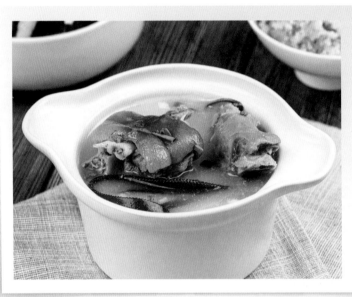

营养解读：海带与绿叶蔬菜相比，除含有丰富的维生素C以外，其糖、钙、铁的含量均高出几倍甚至十几倍。是宝宝补钙、铁的重要食材。

猪蹄海带汤

原料：猪蹄 500 克，海带 200 克，姜片、白醋、盐各适量。

做法：

1. 海带提前泡好，洗净，切成丝。猪蹄洗净，切块。

2. 砂锅放适量水，放入猪蹄块、姜片，加适量白醋，大火煮沸。

3. 撇掉浮沫，转小火炖 1 小时，放入海带，再炖 1 小时，出锅前加盐调味即可。

海带豆腐汤

原料：豆腐 100 克，海带 25 克，葱段、姜片、盐各适量。

做法：

1. 豆腐洗净、切块；海带用清水泡开，切段。

2. 锅中加水烧开，放入葱段、姜片。

3. 把豆腐块、海带段放入锅中，中火煮 10 分钟，出锅前加盐调味即可。

海带紫菜汤

原料：海带 50 克，紫菜 5 克，盐、生姜、香油各适量。

做法：

1. 将海带洗净，切丝；生姜切丝。

2. 砂锅里加适量清水，放入海带丝和生姜丝煮 5 分钟。

3. 再加入紫菜，继续煮 30 分钟，调入香油和盐即可。

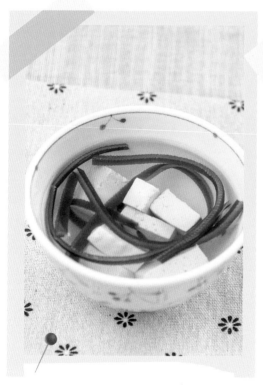

营养解读：海带热量低、膳食纤维含量高，对肥胖儿童瘦身有帮助。控制好体重，有利于儿童增高。

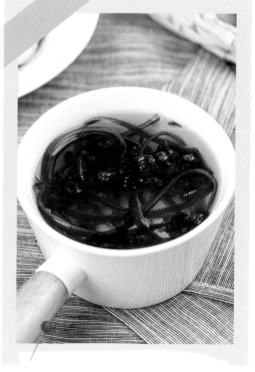

营养解读：海带能提高机体免疫力，还能补充碘元素，预防甲状腺肿大。

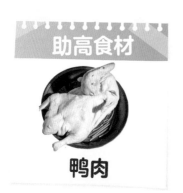

鸭肉

鸭肉的营养价值非常高，其富含维生素E、B族维生素，同时可补充身体所需要的多种微量元素。鸭肉中含有的钙可以促进儿童骨骼生长。鸭肉还具有养胃的作用，儿童肠胃功能好，消化吸收就好，可以充分吸收食物中的营养，有利于身体发育。

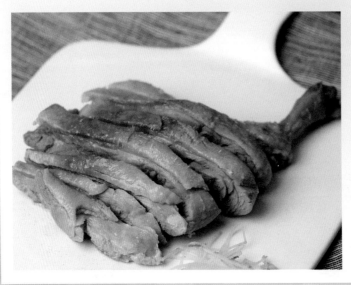

营养解读：鸭肉中所含的B族维生素和维生素E较其他肉类多，且鸭肉里含有丰富的蛋白质，有利于儿童的发育。鸭肉的热量较低，也有利于儿童体重的控制。

盐水鸭腿

原料：鸭腿1只，葱、姜、花椒、盐各适量。

做法：

1. 鸭腿洗净；葱切段；姜切块。

2. 用小火炒香花椒，和盐一起均匀抹在鸭腿上，腌制1小时。

3. 将鸭腿、葱段、姜块放入锅中，加水，大火煮沸后转小火煮30分钟。

4. 捞出鸭腿沥干，斩块即可。

红枣鸭腿汤

原料： 红枣5颗，鸭腿1个，姜片、葱段、盐各适量。

做法：

1. 鸭腿洗净，入水焯烫，撇去浮沫，用温水洗净。

2. 锅中放适量清水，放入姜片、葱段、红枣，大火煮沸后放入鸭腿，转小火炖煮1小时。

3. 出锅前加入盐调味即可。

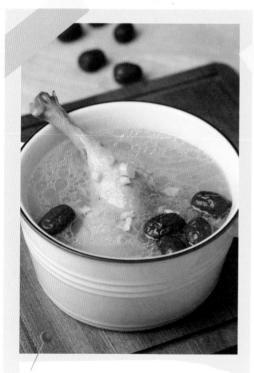

营养解读： 鸭肉清热排毒，营养丰富，可补充人体必需的蛋白质、维生素和矿物质，增强儿童免疫力。

冬瓜鸭肉汤

原料： 鸭子1只，冬瓜100克，姜、盐各适量。

做法：

1. 鸭子干净，斩块；冬瓜去皮、切块。

2. 鸭块放入冷水锅中，大火煮10分钟，捞出沥干。

3. 鸭块、姜片放入汤煲内，倒入足量水，大火煮开后转小火煲90分钟。下入冬瓜块煲至冬瓜熟软，加盐调味即可。

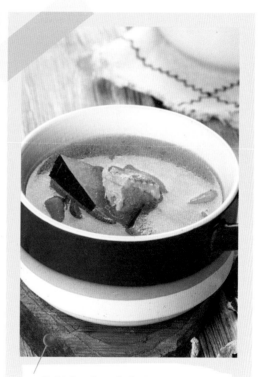

营养解读： 鸭肉富含优质蛋白质、脂肪、多种维生素及矿物质，其营养易于消化吸收，有利于儿童的成长发育。

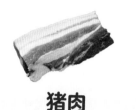
猪肉是红肉的典型代表，跟牛、羊肉相比，它的蛋白质含量略微偏低，但它的脂肪含量比较高，能够为人体提供能量，如果是体重偏重的儿童，可食瘦肉部分，不宜进食过多肥肉。猪肉的脂肪、铁、锌、钙含量非常丰富，可以满足生长发育的需要。

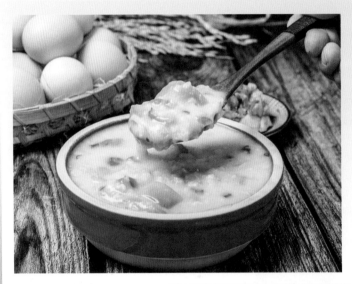

营养解读：猪肉中含有丰富的血红素铁，它易于被人体吸收，而且在吸收时不易受到膳食中植酸等的影响，能帮助防治缺铁性贫血。

瘦肉粥

原料：大米、猪瘦肉各50克，葱、盐各适量。

做法：

1. 大米洗净，加水浸泡30分钟；瘦肉洗净，剁成末；葱切碎。

2. 将大米和适量水放入锅内，大火烧开后转小火熬煮，至米粒熟软时放入肉末，煮至肉烂粥稠，加盐调味，撒入葱花即可。

黄花菜炒肉

原料: 干黄花 50 克,猪肉 30 克,生抽、葱丝、姜丝、盐、油各适量。

做法:

1. 干黄花用温水浸泡,洗净;猪肉切成肉丝。

2. 油锅烧热,放入猪肉丝翻炒,再放入葱丝、姜丝炒香,然后放入黄花菜翻炒。

3. 出锅前加入生抽、盐调味即可。

莴笋炒肉

原料: 莴笋 300 克,猪肉 100 克,盐、油各适量。

做法:

1. 莴笋洗净后去皮、切片,用热水焯烫;猪肉切片。

2. 油锅烧热,放入猪肉片翻炒,再放入莴笋片炒至断生,出锅前加盐调味即可。

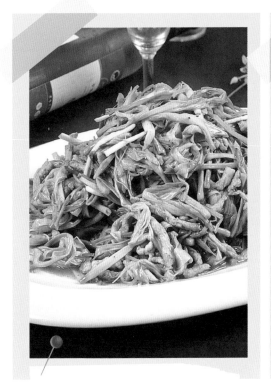

营养解读: 猪肉中所含的蛋白质主要是高分子的肌球蛋白和肌红蛋白,人体容易消化和吸收。

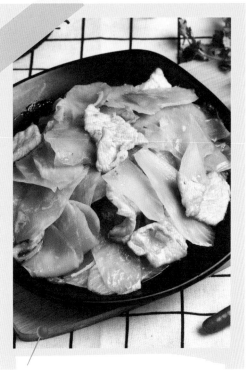

营养解读: 猪肉是高热量、多脂肪的食物,可为人体生理活动提供能量。

西蓝花

西蓝花含有维生素 C、维生素 A、叶酸、钾等成分，尤其是维生素 C 含量极高，能提高人体的免疫功能，促进肝脏解毒，还能清除体内的自由基。西蓝花的含水量高达 90% 以上，所含热量较低，饱腹感强，有利于体重偏重的儿童减肥，帮助其身高、体重合理增长。

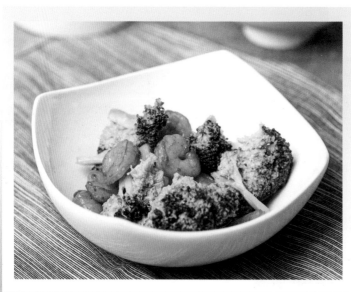

营养解读：西蓝花中含有丰富的抗坏血酸，增强肝脏的解毒能力，提高免疫力。虾富含优质蛋白质，使身体更强健。

西蓝花炒虾球

原料：虾 100 克，西蓝花 150 克，盐、白糖、生抽、料酒、蒜、油各适量。

做法：

1. 西蓝花洗净、掰成小块；蒜切末；鲜虾剥成虾仁。

2. 放油烧热，放入西蓝花煸炒 2 分钟盛出。

3. 锅留底油烧热，爆香蒜末。

4. 放入虾仁，中火翻炒，变色后淋入料酒和生抽，加入白糖，放入西蓝花，用大火迅速翻炒，最后加盐调味即可。

凉拌双花

原料: 西蓝花、菜花各 100 克,盐、醋、香油各适量。

做法:

1. 西蓝花和菜花洗净,切成小朵。

2. 将西蓝花和菜花放入锅中焯熟,捞出,盛入大碗里。

3. 加盐、醋、香油拌匀即可。

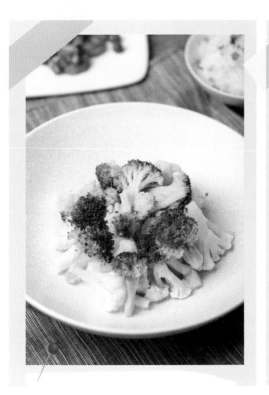

营养解读: 西蓝花的维生素 C 含量极高,可提高人体免疫功能,有利于儿童的生长发育。

腰果西蓝花

原料: 西蓝花 300 克,腰果 50 克,蒜末、盐、油各适量。

做法:

1. 西蓝花洗净,掰成小块,放入热水中焯烫。

2. 油锅烧热,放入蒜末爆香,再放入西蓝花翻炒。

3. 待西蓝花炒熟后放入腰果,翻炒 1 分钟,出锅前加适量盐调味即可。

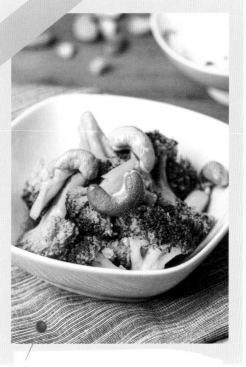

营养解读: 腰果含油脂丰富,所含的脂肪酸属于不饱和脂肪酸,对身体有益。

第四章

8~14 岁 抓住骨骼猛长期 多长 10 厘米

　　8~14 岁是儿童骨骼的猛长期，同时也是一个特殊的时期，儿童的身体和心理都逐渐走向成熟，开始步入青春期。青春期也是身高增长的最后冲刺期，把握好这个阶段，儿童能更好地长高。家长要对孩子的身高发育情况密切关注。

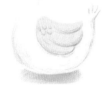

把握住青春发育期

青春期是生长的最后时机，一旦性发育激素水平较高，长骨末端的骨骺线就会闭合，以后就很难再生长。把握住最后的生长期至关重要。

儿童长高的关键期

正常情况下，身高增长有两个高峰期，第一个高峰期是出生后至 3 岁时，第二个高峰期是青春期，女孩一般从 10~12 岁开始进入青春期，比男孩早 2 年。在青春期，女孩身高每年增加 6~8 厘米，男孩每年增加 7~10 厘米，少数长得快的人可达每年 10~12 厘米。此时，合理干预，能充分挖掘儿童的生长潜能。

身高增长速度趋势示意图

| 胎儿期 | 乳儿期 | 婴儿期 | 幼儿期 | 小学期 | 青春发育期 | 青年期 | 中年期 | 老年期 |

进入青春期，意味着性发育。儿童体内会分泌出更多的性激素，这些激素除了在高水平的情况下让骨骺线加速闭合外，还可以促进儿童生长，使身体发育成熟，使儿童胃口变好。这个时候加上适当的运动锻炼，保证睡眠，身高会快速增长。一旦错过这个时期，儿童的最终身高可能会受到影响。

女孩青春期发育规律

女孩青春期身高增长高峰普遍处于月经初潮之前，此时生长激素分泌增加，骨骼生长较快，每年身高增长不少于6~8厘米。月经初潮后，由于性激素促使骨骺板成熟，身高增速明显放缓并趋于稳定，2~3年后接近成年身高，至15~17岁左右骨骺线闭合而停止生长。

女孩月经初潮时，身高增速基本达到顶峰。因个体差异，有的女孩一年身高可增长10厘米。月经初潮后，生长速度大概会每半年下降一半。

如果女孩初潮时，每年身高增长速度是10厘米，那么半年后，生长速度会变成每年5厘米，再过半年就是每年2.5厘米。当生长速度在每年1厘米以下时，女孩的身高基本上就是成年后的身高，因为这时候已经进入了骨骺线闭合阶段，身高很难再增加。

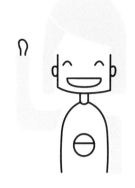

初潮后最终身高预测

最终身高 = 初潮时的身高 ÷（0.9585±0.0178）

一般来说，女孩初潮后身高能再增长6~8厘米。如果女孩初潮时身高是150厘米，那么女孩最终身高在158厘米左右。

如果女孩初潮时个子不高，可预测很难达到理想身高。家长要带孩子做一些检查，了解她的生长潜能，抓住最后的机会，进行适当干预。

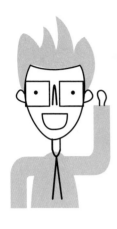

男孩青春期发育规律

男孩的发育比女孩偏晚一些，男孩骨骺线闭合也会相对较晚，这就意味着留给男孩生长发育的时间要长，所以，男孩总体上会比女孩高。

男孩青春期开始发育的标志相比女孩比较隐蔽。女孩的发育年龄一般比较确定，因为女孩对乳房疼痛更敏感，印象会比较深。但男孩如果不说，家长一般难以察觉到孩子的变化。等到男孩出现变声、长胡须等外在特征比较明显的情况时，他往往已经进入了青春期的中后期。此时，身高突增高峰期已过，身高的增长空间已经很少。

正常情况下，男孩 10.5 岁左右进入青春发育期，以睾丸的发育为标志，发育顺序为：

10~11 岁
睾丸开始发育。

11~12 岁
阴囊发育和色素沉着，阴茎发育。

12~13 岁
肾上腺功能出现，阴毛发育。

13~14 岁
睾丸和阴茎迅速发育，乳腺组织发育。

14~15 岁
长腋毛，声音变调，初次遗精。

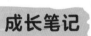

成长笔记

青春期是孩子最后的生长黄金期。家长要密切关注孩子身高，关注他的生长速度。这个时候最容易忽视的一点是，孩子开始时身高增长快，但由于后期骨骺线闭合过早，别的孩子还在长，他却失去了长高的机会。这个时期最好每 3 个月测量一次身高，计算生长速度，及时发现问题。

早熟和性抑制剂

青春期长高是生长激素和性激素共同作用的结果。性抑制剂使得性激素分泌减少，从而使生长速度下降，短期来看会影响长高，但抑制剂可以让孩子获得更多的生长空间，使得成年身高更获益。

什么是性抑制剂

越来越多的孩子被确诊为性早熟，如果经过骨龄鉴定与预测，表明孩子的未来身高明显受限，医生会建议父母给孩子使用性抑制剂。

性抑制剂就是促性腺素释放素（GnRH），它是一种促黄体生成素释放激素的类似物，一次给药可以刺激促性腺激素的释放，长期使用能有效地抑制人体下丘脑自身促性腺激素释放素的分泌，使性腺合成和分泌性腺激素减少，性早熟的症状得到控制，有效延缓骨骼的成熟。

使用性抑制剂治疗目的

使骨龄增长速度减慢，缩小与实际年龄的差距，尽可能增加身高增长的潜能。

预防过早出现第二性征，使儿童的发育状态和年龄基本一致，保护儿童的心理健康。

一般来说性抑制剂可以明显改善儿童发育过程，缩短骨龄与年龄的距离，但不能明显提高儿童的未来身高。所以大部分儿童使用性抑制剂半年后，如果身高增长明显降下来，可以联合生长激素来提高生长速度，改善未来身高。

不需要使用性抑制剂的情况

1. 性成熟进程缓慢而对成年身高影响不显著者。

2. 骨龄虽提前，但身高生长速度仍快，预测成年身高不受损者。

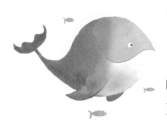

青春期三餐饮食建议

青春期是青少年快速生长的阶段，也是学习压力大的一段时期。青少年要吃好一日三餐，均衡营养，注意补充维生素和矿物质。

早餐一定要吃

青少年不吃早饭营养素会摄入不足，影响身体的发育，甚至会引起胃病。无论是青少年还是成人，不吃早饭都不利于身体健康。有的青春期女孩为了减肥而不吃早饭，这是一种错误的做法，营养的早餐不仅不会让青少年长胖，反而有利于他们长高。

早餐饮食建议

营养均衡，热量摄入占全天总热量的30%。宜清淡，避免油炸类、高脂肪的食物。早餐最好包括豆浆或牛奶，早餐时间为早上6点半至8点半，注意不要吃得太快。

午饭重质又重量

中午这顿饭重质又重量，要吃得饱更要吃得好。午餐不但可以补充营养，更能缓解上午学习的疲劳。不少青少年吃完午饭就犯困，主要是因为中午一餐摄入过多高脂、高热量、高糖的食物，它们能降低血液带氧能力，让人容易疲倦，因此，午餐要饮食清淡。正确的午餐顺序是先吃肉，后吃菜，最后吃主食。

午餐饮食建议

避免高脂、高糖、高盐类食物。菜品烹制方式以煮、蒸、清炒为佳。饮食要新鲜，避免腌菜、酱菜。每周食用1~2次动物内脏。主食建议以一些粗粮替代部分精米精面。

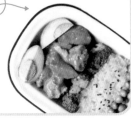

晚餐要适量

许多超重的青少年多存在晚餐吃得太好、吃得太多的情况，加之晚上活动量小，热量消耗低，多余的热量合成大量脂肪，日积月累，导致肥胖。晚餐的量要适当控制，吃得少一点，口味清淡一些，尽量避免夜宵。

晚餐饮食建议

建议晚餐和睡觉时间至少间隔3小时，最佳的晚餐时间为晚上7点之前，8点后最好不要进食。主食可以用粗粮代替精细粮食，粗粮饱腹感强且热量较低，有助于控制晚餐食量。适当吃一些蔬菜水果，保持营养均衡，避免重口味。

食物建议摄入量

类别	每日摄入量		
	8岁(克/日)	11岁(克/日)	14岁(克/日)
蔬菜	300	400~500	450~550
水果	150~200	200~300	300~350
大豆	15	15	15~26
畜禽肉	40	50	50~75
水产类	40	50	50~75
谷物类	150~200	225~250	250~300

青春期饮食禁忌

薯条汉堡炸鸡类快餐：热量高，营养价值低，且含有大量添加剂和有害物质。

碳酸饮料：如可乐、雪碧等，易导致体内钙的流失，妨碍骨骼的生长。

甜食类食物：添加糖和反式脂肪酸会让青少年发胖，也会影响长高。

咖啡类饮品：含有咖啡因，咖啡因会让身体内的水分快速流失，阻碍身体钙的吸收，影响长高。

口味重：太辣、太咸的饮食虽然会促进食欲，但容易导致肥胖，影响长高。

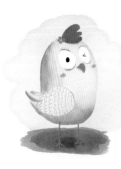

青春期营养素重点

青春期对营养和能量的需求量大，青少年的饮食要均衡，家长尤其要注意有助于青少年生长的几个关键营养素。

强健骨骼补充钙

人体摄入的钙，99%存储在骨骼和牙齿中，存贮在血液及软组织中的只占1%。骨组织包括两部分：细胞外间质和细胞内成分。细胞外间质包括有机质和无机质。有机质主要是胶原蛋白，占35%。无机质是指骨盐，占65%，它是以钙为主要成分的羟磷灰石。

钙摄入充足才能使骨骼得到增长，钙和身高增长有直接的关系。人体骨骼的发育是一个动态的过程。出生后一年之内，身高增长18~25厘米，这个时期骨骼发育较快，婴儿每天需要摄入200~600毫克的钙。4~7岁的儿童生长逐渐放缓，身高增长会慢慢地由一年增长9厘米逐渐下降到一年增长5~7厘米。这个时期的儿童每天摄入800毫克的钙。8~14岁是骨骼快速生长期，对钙的需求比以往都多，每日需要摄入1000~1200毫克钙。

骨密度检查

骨密度检查就是检查骨头密度，也是了解骨骼强度的一种方法。骨密度检查可以反映儿童身体钙营养的状况。衡量人体骨矿物含量，以此来判断儿童是否缺钙。

如果希望儿童身高在平均值以上，骨密度也最好维持在平均水平以上。

钙的摄入

人的身体对钙的吸收有调节作用。多余的钙，肠道不会再吸收，肾脏会将多余的钙排出去。但是摄入的钙超过吸收量，会增加便秘和结石的风险。

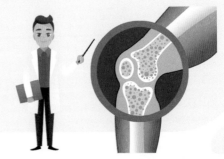

补充维生素 D，促进钙吸收

维生素 D 可促进钙和磷的吸收、利用。研究表明，没有足够的活性维生素 D，膳食中的钙吸收将不到 10%，因此，充足的维生素 D 可以保障钙的吸收。维生素 D 还可以促进软骨细胞的增长，有助于新骨钙化，促进骨骼生长发育。

维生素 D 一共有 5 种化合物，其中包括维生素 D_2 与维生素 D_3，分别由麦角固醇和 7- 脱氢胆固醇经紫外线照射后转化而成。人的皮肤和脂肪组织中都含有 7- 脱氢胆固醇，多晒太阳，就有助于体内合成维生素 D。

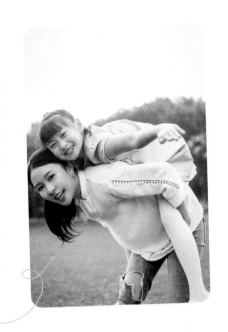

对儿童来说，由于他们的消化功能正在完善，为了钙能更好地被身体吸收，可以在医生的指导下口服或注射适量的维生素 D，同时加强室外活动以获得阳光的照射，并加强锻炼。对于青少年来说，他们不但晒太阳的时间增加了，自身合成维生素 D 的能力也已经完全具备，再通过均衡饮食，最终可获得身体所需的维生素 D。

维生素 D 参考摄入量

年龄（岁）	推荐摄入量 （IU/ 天）	最大耐受量 （IU/ 天）
0~3 岁	400	800
4~7 岁	400	1200
8~11 岁	400	1800
12 岁 ~ 成年	400	2000

推荐食物

维生素 D 最好的来源是鱼肝油、各种动物肝脏和蛋黄，奶类也含有少量维生素 D。经常接受日光照射者，一般不需要补充维生素 D。

补充维生素 A，促进骨骼生长

维生素 A 可以促进人体正常生长和骨骼发育，促进蛋白质的合成和骨组织的正常分化，参与软骨素的合成，在多个层面促进骨骼生长。

维生素 A 又称为视黄醇，与基因的调控有关。它具有相当于类固醇激素的作用，可以促进糖蛋白的合成，促进发育，强健骨骼，维护头发、牙齿和牙床的健康。

每天需要多少维生素 A

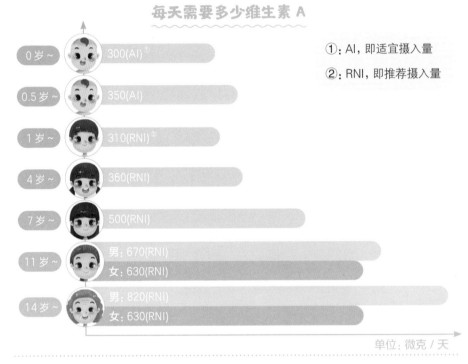

①：AI，即适宜摄入量
②：RNI，即推荐摄入量

年龄	摄入量
0 岁 ~	300(AI)①
0.5 岁 ~	350(AI)
1 岁 ~	310(RNI)②
4 岁 ~	360(RNI)
7 岁 ~	500(RNI)
11 岁 ~	男：670(RNI)　女：630(RNI)
14 岁 ~	男：820(RNI)　女：630(RNI)

单位：微克 / 天

维生素 A 的来源

维生素 A 主要存在于海鱼和哺乳动物的肝脏中，植物中类胡萝卜素有部分可以在体内转化为维生素 A，其中 β - 胡萝卜素活性最高。

维生素 A 最好的来源是动物肝脏、鱼肝油、蛋黄、奶油等。

β - 胡萝卜素来源于绿色和黄色的蔬菜和水果，如胡萝卜、菠菜、红薯、西蓝花等。

生长不可缺少锌

锌被称为生命之花，这是因为锌是人体必需的微量元素，与很多基础性生理活动密切相关，且对人的智力发育、维持机体正常运行有着极其重要的作用。

锌可以促进生长发育和组织的再生，能够促进食欲和增强机体的免疫力，对于青少年身高也有重要影响。它可以促进骨骼的形成和钙化，促进胶原组织的形成，以及生长激素、胰岛素样生长因子等影响身高的重要激素的合成和分泌。

充足的锌可以参与并维持中枢神经系统代谢、骨骼代谢，促进青少年体格生长、大脑发育、性征发育和性成熟的正常进行。

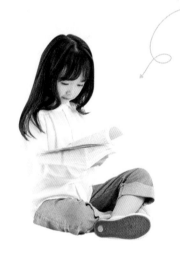

缺锌的表现

1. 头发稀少、干枯、偏黄；

2. 脸上长白班、肤色不均匀；

3. 易患口腔溃疡、口角炎，爱咬指甲、挑食、偏食、异食；

4. 容易反复呼吸道感染；

5. 易发生手指起皮、长倒刺；

6. 免疫力低下、反复生病，伤口难愈合。

含锌食物

一般而言，在青少年食欲不佳、肉食摄入过少、身高不理想的情况下，可以在医生指导下适当补锌。锌的膳食来源比较广泛，但含量差异较大。牡蛎、鲱鱼等海产品含锌丰富，其次为牛肉、动物肝脏、蛋类等。

锌的功能会受到谷物和豆类中的植酸，菠菜里的草酸、高纤维的影响。

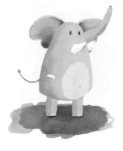

青少年睡眠问题

睡不着是一种常见现象，但如果经常出现睡眠问题，会导致睡眠质量下降，进而使人体免疫系统受损，对青少年的生长发育极为有害，因此在生长期内保证睡眠极为重要。

青少年失眠的原因

学习压力太大：在长期学习压力下很容易表现出精神衰弱的症状，继而导致睡眠障碍，再加上平时睡眠不足，久而久之就会形成恶性循环，出现失眠症状。

用脑过度：由于青少年学业繁重，他们经常过度使用大脑，大脑皮层持续兴奋，最终会导致失眠。

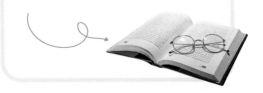

情感因素：一般来说，家庭不和、早恋失恋以及与同学、老师关系不好都会严重影响青少年的情绪，导致睡眠障碍。

生物周期紊乱：许多青少年上课时经常犯困，但午休时却很清醒，下午昏昏欲睡，晚上休息时却很难入睡。这实际上是生物周期紊乱的症状，通常是由睡眠不规律引起的。

睡前玩手机：当夜晚降临，人体大脑的松果体会分泌出一种特殊的激素——褪黑素，在这种激素大量分泌后，人自然就进入了睡眠状态。

但现在电子产品发达，不少青少年晚上会贪恋玩手机。电脑或手机发出的光线在夜间会让大脑发生紊乱，尤其是在被窝里玩手机会加重这种情况，导致褪黑素分泌紊乱，容易到深夜睡意全无或者睡眠质量变差。

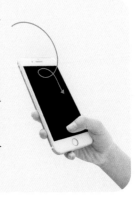

调理青少年睡眠

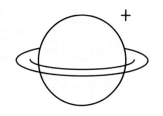

建立规律睡眠：如果青少年养成了熬夜的习惯，会导致夜间即使躺在床上也无法入睡，拿出手机后更加无法入睡。家长必须为青少年建立规律的睡眠秩序，制定一个定期的学习和生活计划，按时睡觉和起床。有规律的生活习惯有助于改善青少年的睡眠质量。

将工作与休息结合起来：每天坚持一定时间的健康锻炼，不仅对身体有益，而且有助于缓解精神压力，对失眠非常有帮助。

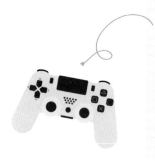

减少暴露于电子屏幕前的时间，减少睡前光照刺激：为了青少年更好地入睡，睡前 1~2 小时要关掉电视，避免使用手机。如果夜间睡觉怕黑，可以使用夜灯过渡，但睡着后要把灯关掉。

睡前坚持习惯性活动但不剧烈运动：睡前小幅度拉伸，有利于放松身体，提高睡眠质量，还要避免情绪波动过大。睡前不宜训斥孩子，以免孩子心事重重，导致无法入睡。

睡觉前不要过度使用大脑，不要带着问题上床睡觉：对于青少年遇到的学业、情感问题，家长要及时积极地引导他们，这对缓解压力很有帮助。

保持卧室的空气流通和适当的温度。

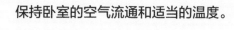

成长笔记

青少年失眠不仅仅影响身高发育，还会使其心情忧虑或低落，免疫力降低。长期失眠会导致精神不适、抑郁，影响大脑的创造性思维和学习质量，使学习成绩下降。而睡眠充足时，青少年心态会变得健康向上、心情愉悦。当身体状况良好时，人体的感觉器官也更灵敏。

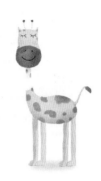

养成良好的作息

越来越多的父母因为经常加班，昼夜节律不规律，这也会对孩子产生影响，导致孩子的生活规律也不正常，不利于孩子的身心健康。建议家长和孩子都能养成早睡早起的习惯。

早睡早起，睡眠质量高

夜间是生长激素分泌的高峰期，如果错过了这段时间，生长激素分泌减少，必定会影响到孩子的身高。

晚睡，易直接导致晚起。晚睡晚起的孩子经常会忽略吃早餐，这样很容易导致营养不均衡，身材瘦小。有的孩子玩到很晚才睡，到半夜的时候饿了，就会吃很多东西才睡，这样不仅不易消化，而且很容易导致发胖，继而引发性早熟。

家长以身作则

大多数情况下，当家长催促"赶快睡"或者"赶紧起"时，孩子会故意拖拉，以此来反抗大人。家长要以身作则，晚上到点关灯睡觉，早上用早餐的香气来激励孩子早起，在整个家庭营造一种睡眠规律的氛围。

早起有时间

早上 5~7 点是生长激素分泌的小高峰期，这个时间段保持睡眠，也会有利于身高增长，所以早起并不是让孩子起得过早。此外还要保证孩子有充足的睡眠时间。

年龄	推荐睡眠时长	不推荐睡眠时长
8~13岁	9~11 小时	不足 7 小时 超过 12 小时
14~17岁	8~10 小时	不足 7 小时 超过 11 小时

午觉不超过 30 分钟

午睡被称为"能量小睡"，即便是成年人，中午小憩 20 分钟，下午都会是精神饱满的状态，大脑活动也更加旺盛。

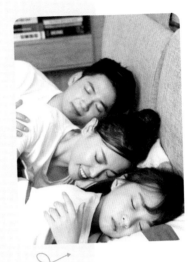

午睡最好在饭后半小时，不要一吃完饭就躺下睡觉，否则会影响食物消化。午睡不能太久，时间控制在 20~30 分钟为佳，原则上不要超过 30 分钟。一般来说，当午睡时间超过 1 小时，可能会感到不舒服。而且青少年每天睡眠时长大致是固定的，白天睡得多晚上就睡得少了，可能会影响到晚上的睡眠质量。

通过锻炼提高睡眠质量

每逢周六、日，孩子可能会睡懒觉来"补觉"，其实这种方式是徒劳的，而且不利于规律的睡眠。拥有好的睡眠不仅仅包含时长足够，还包含睡眠质量的提高。

建议家长周六、日让孩子保持以往的生活作息，并利用假期陪着孩子做一些周一到周五没有时间做的运动项目，如打篮球、打羽毛球、慢跑、骑行、滑冰等，既增加孩子对于运动的兴趣，还能让孩子精神愉悦，减轻疲乏感，睡眠质量也会更好。

成长笔记

青春期获得夜间生长激素分泌高峰对孩子的身高增长有重要意义，这个时候保持规律的睡眠会促进长高。越来越多的研究揭示了睡眠对于孩子的神经发育、心理发育、体格生长、行为情绪甚至代谢功能产生的显著影响。

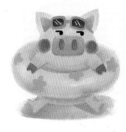

运动时间不能省

运动能够促进生长激素的分泌，尤其是有氧运动。充足的有氧运动能够刺激垂体分泌更多的生长激素，促进孩子快速增高。

以心率衡量运动强度

心率是衡量运动强度的一个简单的指标。以心率为标准，运动时应达到个人最大心率的 60%~70% 为中等强度的运动。

不同体能状况的人有氧锻炼适宜心率

体能水平	最大心率	适宜心率
良好	220- 年龄	（70%~85%）× 最大心率
一般	220- 年龄	（60%~75%）× 最大心率
不佳	220- 年龄	（50%~70%）× 最大心率

运动时间和频率

运动既要适量也要持之以恒，这样才能更好地锻炼身体并达到减肥的效果。每周至少运动 5 次，刚开始时从每周 2~3 次逐渐增加到每周 5 次，给身体以适应的时间。

运动时间和频率要根据孩子体重、体质和运动基础来确定。进行低强度的运动，不低于 20 分钟才能激活脂肪分解酶，促进脂肪的分解。对于体重偏重的孩子，每次运动时间应不少于 30 分钟，运动前后要有 5~10 分钟的准备和拉伸运动。

此外，运动时间也很重要，最佳运动时间是晚饭前 2.5 小时。

青少年运动项目

有氧运动可以调节机体代谢功能，促进脂肪分解，增加能量消耗。大肌肉群参与的全身性有氧运动有助于维持适宜的体重，以及提高心肺功能。对青少年来说可以选择一些娱乐性强、以身体移动为主的运动项目，如跳绳、游泳、球类运动等；青少年体能更好，也可以进行强度稍大的运动，如登山等。

弹跳类	伸展类	全身类
跳绳 跳远	体操 仰卧起坐 单杠	游泳 球类运动

三种有氧运动推荐

健美操：健美操可以使身体各个部位的肌肉都能得到锻炼，有减肥的效果。

跑步：跑步是最简便的运动方式，且锻炼效果很好。家长不要让孩子觉得运动是种负担，可以在每天吃完晚饭后休息片刻，和孩子一起慢跑。傍晚时分，空气中含氧量最高，适合跑步。跑步时头最好保持不动，眼睛目视前方。慢跑不必太纠结动作的规范性，要多带一点随意性和趣味性，让孩子爱上跑步。

游泳：游泳是一种有效的、安全的锻炼方法，有助于减轻体重，降低儿童肥胖率。建议经专业人员指导，家长陪伴下进行游泳。

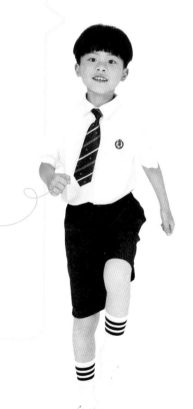

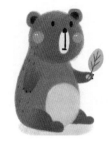

青少年运动习惯的养成

用正确的方法培养青少年的运动习惯，有助于他们的身心健康发展及促进身高的正常发育。

激活青少年的运动兴趣

运动对青少年成长的重要性不言而喻，因此很多家长会想尽各种办法让孩子运动起来，可是有些青少年就是不爱运动，家长用尽了浑身解数都没用，于是会觉得孩子没有运动天赋。其实不是的，青少年的运动兴趣和运动习惯是需要培养的。

孩子不爱运动是有后天原因的，而不是天生的。有的孩子因为第一次参加某项运动时受了伤，从此留下了阴影，或者总是被父母逼迫，产生了强烈的逆反心理等。家长可以采取各种方法去鼓励他们走向户外，在青少年成堆的地方去玩耍。孩子间很简单的小游戏也能消耗一定体力。每一个青少年都是有一定运动潜力的。

在运动中培养意志力

青少年在运动过程中常常中途放弃，除了意志力不够，也有其他原因，比如家长默许了孩子放弃。其实青少年的意志力是可以慢慢培养的，不能一蹴而就。

训练意志力的方法：如果孩子不喜欢跑步，可以每天只慢跑 5 分钟，不要超过 10 分钟，避免让他们产生厌恶心理。其次，坚持每天这样做，除非有非常必要的原因，不要停止活动。

体育训练是培养青少年意志力很好的方法。每天运动 3~5 分钟，不会有太大的心理压力，坚持一段时间，逐步增加运动量和运动时间，就会让他们有一定自信心，相信自己可以坚持下去。

制定家庭运动计划

青少年坚持和爱上运动与整个家庭的运动氛围分不开，尤其是在寒暑假时。为了避免孩子整日睡懒觉，生活不规律，家长要制定一个家庭运动计划，让孩子将运动习惯保持下去，还能促进身体健康成长。

运动计划制定

家长可以与孩子共同制定家庭运动计划：

以孩子为主的，选择他喜欢的运动项目，父母可以陪同。

以家人为主，可以组织家庭户外活动，比如爬山、钓鱼、野餐等。

出发前选出一名队长，负责本次户外运动的事项，并制定相关的规则。

实施过程中注意劳逸结合，融体能锻炼和娱乐于一体。

结束时进行总结，评选优秀学员一名，颁发奖励。

适当对孩子进行奖励。采用鼓励为主，奖励为辅的方式。奖励内容可以小到一本故事书，大到一辆自行车等，从奖励中肯定孩子。

家庭活动计划

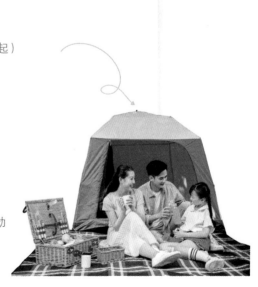

时间

道具(包含奖品)

队长

参加成员(可以邀请别的朋友一起)

主要内容：

1. 出行规则……

2. 要完成的任务……

3. 完成任务的奖励……

4. 未完成任务的惩罚……

5. 特殊情况处理……

小结：本次活动的收获、本次活动的不足、改进措施。

颁奖

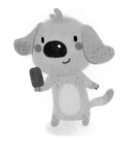

青少年心理特点

青春期不仅是身体发育的重要阶段，也是一个人一生中心智发展的关键时期。进入青春期，青少年内心世界趋向复杂，家长要关注这个阶段孩子的心理健康。

青少年心理出现的变化

青春期是生长发育的高峰期，也是心理发展的重大转折期。青少年身体迅速发育，慢慢地向成年人靠拢，强烈要求独立，但心理发展得相对缓慢，青春期就是在这种相互矛盾的心理状态中挣扎，难免会出现一些心理问题。

独立性增强

青少年会增强自己的独立意识，会有意无意地表现出自己想要独立，什么事情都希望有自己的观点，并且被认可、重视以及尊重。而且希望尝试一些以前没有做过的事情，来证明自己长大了。

感情的变化显著

青春期的少年在情感上更深刻，但多变而不稳定。认识能力进一步发展，但认识问题具有片面性。对人对事有时感到很美好，有时感到很糟糕；兴趣爱好比较广泛，但容易见异思迁；当取得好成绩时往往沾沾自喜，遇到挫折又容易悲观、沮丧、失去信心；情绪易激动、感情易冲动。

性意识的萌动与性别角色的深化

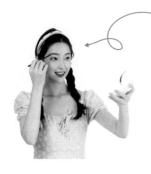

青春期开始，由于男女生理上的差别日益明显，男孩女孩会产生一些不安和害羞的心理，从而接触中出现了短暂的疏远。随着身体发育，对第二性征的出现产生了好奇、不安，甚至恐惧心理。由于性知识的缺乏从而觉得充满神秘感，渴望了解性知识。

帮助青少年健康成长

青少年出现的各种变化是青春期生理、心理发展的必然结果，是青少年由不成熟向成熟转化过程中的正常表现。在这个特殊时期，作为家长应该理解孩子，陪伴他一起度过这特殊时期。

理解、接纳孩子：无论男孩还是女孩的青春期发育，身体上的各种体征变化，需要孩子自己去接受、适应。作为父母更要把孩子的叛逆看作是孩子在青春期困境中发出的求救信号，在孩子处于困境时，作为孩子的支持力量，耐心地观察与陪伴孩子。

做孩子的朋友：父母要以平等的心态、姿态与孩子相处，就好像与一个成人相处一样；也就是说家庭中的每一个成员都是独立的、平等的。

培养孩子真正的独立、负责能力：这个时期，孩子的主体意识强烈，但缺乏真正的知识和能力。有部分家长要求孩子"只要能上大学，什么事都可以不管"，这容易造成孩子潜在的依赖性。"只管学习，不管其他"绝不是一种独立的表现。家长要有意识地培养孩子的自立能力，培养其对自己负责的意识，消除依赖心理。

提高辨别是非的能力：青少年的世界观、人生观还未完全形成，对真善美、假恶丑的辨别力还不强，加之他们对事物的认知往往存在偏狭，容易被表面现象所迷惑，出现认知的混乱。在这种情况下，一些不健康的思想意识就很容易进入他们的心灵，影响他们的健康成长。因此要提高儿童选择信息、辨别是非的能力。

青少年心理健康问题

人是由身体和心理两部分组成的，要想有健康的生活，就必须要实现身体健康和心理健康的有机统一，达到身心健康。

什么是心理健康

心理是大脑对客观事物的能动性反映，青少年面对的客观事物基本上就是日常生活中的家庭、学业、社交。日常生活就是青少年心理的舞台，造就了青少年的心理状态，同样，健康的心理也能反映客观的生活。

健康的心理是存在波动和弹性的，它是一个动态的过程，更是一种心理常态。心理健康强调的是一种和谐适应的状态，而不是结果。

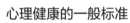

健康的心理能帮助我们认识、提升自己。

心理健康的一般标准

1. 充分的安全感；

2. 充分地了解自己；

3. 生活目标切合实际；

4. 与外界环境保持接触；

5. 保持个性的完整与和谐；

6. 具有一定的学习能力；

7. 保持良好的人际关系；

8. 能适度地表达与控制自己的情绪；

9. 在不违背集体利益的前提下，能有限度地发挥个性；

10. 在不违背社会规范的前提下，能恰当地满足个人的基本需求。

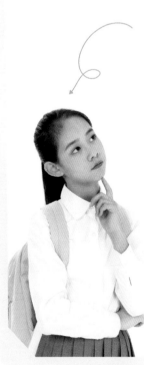

重视青少年心理健康

青少年心理健康问题越来越受到社会重视，一些青少年出现焦虑、抑郁等情绪，严重影响了生活和学业，并引发家庭矛盾和冲突。

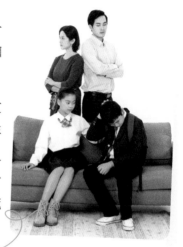

现在的青少年面临着沉重的学业压力，例如过多的作业和辅导班，使得一部分性格内向的青少年在不知不觉中患上抑郁症或是存在抑郁状态。进入青春期后，家长要特别关注青少年的成长，重视青少年心理健康，用心去感受孩子内心的想法，给他们减压，成为他们成长过程中的亲密同伴。

青少年面对的是一个竞争压力较大、时代发展迅速的时代，因此，心理健康和身体健康同样重要，只有具备健康心理，才能更好地面对未来，迎接挑战。

青少年是从儿童迈向成人的过渡期，此时的心理健康对培养独立健全的人格，形成自信、自强的精神品质，树立正确的理想信念和奋斗目标都是至关重要的。无论是家庭、学校、社会都应该重视青少年的心理健康教育，为青少年的心理健康发展营造良好的环境，引导青少年的心理朝着健康的方向发展。

健康生活方式离不开运动，同样运动对于心理健康也有帮助和益处。进行有氧运动时，大脑释放的化学物质内啡肽又称"快乐激素"，不仅具有止痛的效果，还是天然的抗抑郁药。运动还可以提升自信、促进社会交往。给予青少年每天30分钟以上的运动时间，会让他们更健康、更自信。

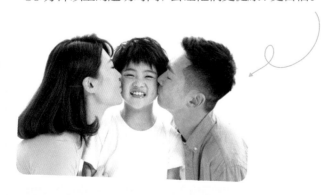

腰果

长高食谱精选

腰果所含的脂肪，大部分是不饱和脂肪酸，其中的亚油酸和亚麻酸可预防心血管疾病。其所含的维生素 B_1 有补充体力、消除疲劳的作用，适合快速成长发育的青少年食用。

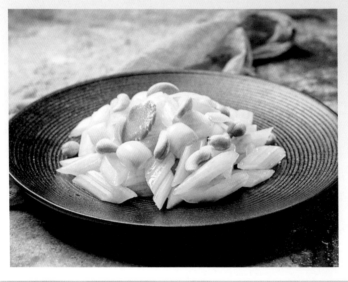

营养解读： 芹菜含有丰富的膳食纤维，可加速肠道蠕动，促进食物消化。百合有润肺的作用；腰果含有丰富的营养素。这道菜的营养全面，为青少年成长助力。

腰果西芹百合

原料： 西芹 200 克，鲜百合 50 克，腰果 30 克，油、盐各适量。

做法：

1. 西芹去根，洗净，切成段。鲜百合洗净，掰成瓣。

2. 锅中放油烧热后，放入西芹、鲜百合一起翻炒。

3. 翻炒至百合断生后，倒入腰果，翻炒均匀。

4. 出锅前加盐调味即可。

鸡蛋炒香菇

原料：鲜香菇 6 朵，鸡蛋 2 个，香葱、油、盐各适量。

做法：

1. 鲜香菇去蒂，洗净后切成片；鸡蛋打散成蛋液；香葱洗净，切成小段。

2. 锅中倒油烧热后，倒入鸡蛋液，快速炒成块。放入香菇片一起翻炒，加一点点水，把香菇炖熟。

3. 出锅前撒上香葱段，放入盐调味即可。

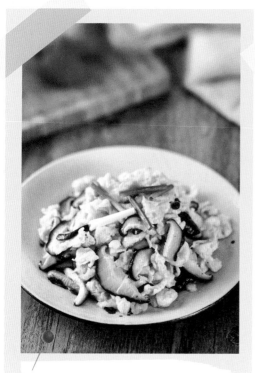

营养解读：香菇中的营养物质可以增强人体的免疫力。青少年少生病才有助于长高。

青椒肉丝

原料：青椒 1 个，猪里脊肉 150 克，水淀粉、酱油、油、盐各适量。

做法：

1. 青椒洗净，去蒂，去子，切成丝。

2. 猪里脊肉切成丝，用水淀粉、酱油腌10 分钟。锅中放油烧热后，将肉丝放入，快速炒至变色。

3. 倒入青椒丝，一同翻炒至熟透。出锅前放入盐调味即可。

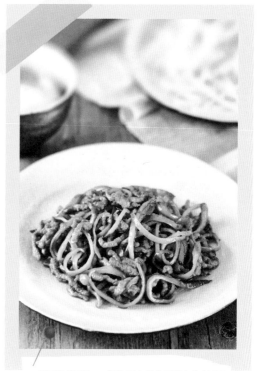

营养解读：青椒配瘦肉是经典的组合，瘦肉富含蛋白质，能给人体提供能量，满足生长发育所需营养，令长高有保证。

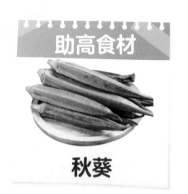

助高食材

秋葵

秋葵是很好的膳食纤维来源,可以加快人体新陈代谢。秋葵中的钙、钾、铁、锌以及叶酸的含量都很高,这些都是青少年骨骼成长必不可缺的营养素。秋葵的热量低,还可以帮助体重超标的青少年瘦身减脂。

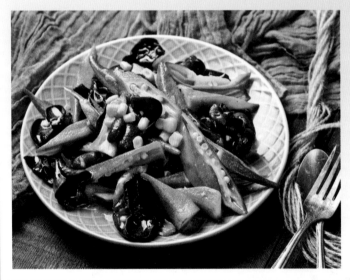

营养解读: 秋葵中的黏蛋白有保护胃壁的作用,可强健肠胃,帮助孩子更好地吸收有利于长高的营养素。

秋葵炒木耳

原料: 秋葵 150 克,木耳 10 克,熟红豆、熟玉米粒、葱末、蒜末、蚝油、油各适量,盐、酱油各少许。

做法:

1. 木耳用水泡发后洗净;秋葵洗净,切斜片。起锅热油,将葱末、蒜末炒香。

2. 倒入秋葵、木耳大火翻炒,放少许酱油,烹入一点点水。

3. 倒入煮熟的红豆和玉米粒,炒到汤汁收干,加入蚝油、盐调味即可。

174

白灼秋葵

原料： 秋葵 200 克，酱油、香油各适量，盐少许。

做法：

1. 秋葵洗净。

2. 锅中倒入适量水，大火煮开，放入秋葵，加少许盐，煮 3 分钟。

3. 捞出秋葵，去掉根部，淋上酱油、香油即可。

秋葵蒸蛋

原料： 秋葵 3 个，鸡蛋 2 个，盐适量。

做法：

1. 秋葵洗净，切成片。

2. 鸡蛋打入碗中，放适量盐，打散成蛋液。

3. 把秋葵片放入鸡蛋液中。

4. 盖上保鲜膜，把碗放入蒸锅中，大火蒸 10 分钟即可。

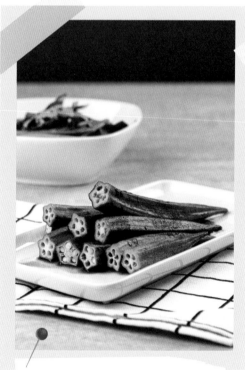

营养解读： 秋葵中含有膳食纤维和果胶，可以促进肠道蠕动，还可以使粪便软化。孩子排便通畅，才能更好地摄入食物，获得营养素。

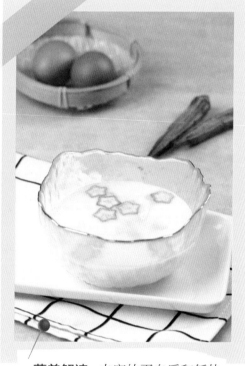

营养解读： 丰富的蛋白质和低热量的组合，口感好营养佳，是帮助青少年健康成长的理想食谱。

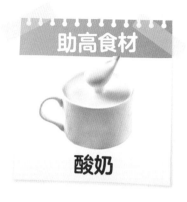

酸奶

酸奶是牛奶经过乳酸菌发酵而成的，口感酸甜细滑，是膳食中蛋白质、钙、磷、维生素 A、维生素 D、维生素 B_2 的重要来源之一。酸奶中含有酶，能够促进胃酸分泌，有助消化。乳酸菌能够促进肠道的生态平衡，维持肠道正常菌群，提高青少年消化吸收能力，有利于骨骼发育。

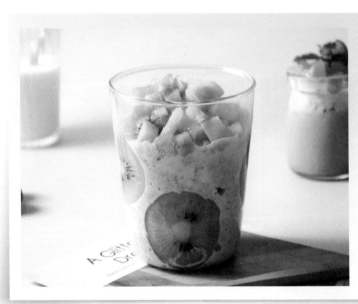

营养解读：酸奶中的乳酸、氨基酸、脂肪酸等极易被人体吸收。酸奶中的双歧杆菌还可以有效促进消化，增强食欲，改善肠胃功能。

猕猴桃燕麦酸奶杯

原料：酸奶 200 毫升，猕猴桃 1 个，芒果 50 克，燕麦片 20 克。

做法：

1. 猕猴桃去皮，一半切片，一半切丁；芒果取肉、切丁；燕麦片加适量温水浸泡。

2. 准备一个玻璃杯，将已切好的猕猴桃薄片沿杯壁放置一圈，加一层酸奶、一层燕麦片，搅拌均匀，最上面一层放入猕猴桃丁、芒果丁，吃时搅拌均匀即可。

火龙果酸奶

原料: 火龙果 1 个,酸奶 200 毫升,柠檬 1 个。

做法:

1. 火龙果去皮,切块;柠檬去皮,榨成汁;酸奶提前从冰箱取出,放至常温。

2. 将柠檬汁倒入搅拌器中,再加入火龙果块搅打均匀,盛入杯中,浇入酸奶,吃时拌匀即可。

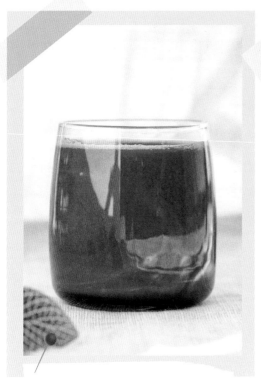

营养解读: 酸奶中所含的乳酸与钙结合,能起到促进钙吸收的作用。

草莓酸奶

原料: 草莓 100 克,酸奶 100 毫升,蜂蜜适量。

做法:

1. 草莓洗净,用小刀切成四瓣。

2. 草莓、酸奶、蜂蜜混合在一起,留少许草莓果肉装饰即可。

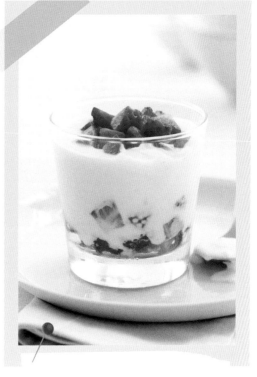

营养解读: 草莓中维生素 C 的含量丰富,有助于促进人体对铁的吸收,使细胞获得滋养。

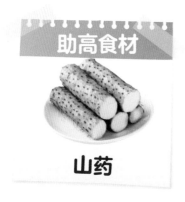

助高食材

山药

山药具有健脾养胃、益肺止咳的作用。它富含人体需要的多种氨基酸和黏液质，对于平时脾胃比较虚弱的青少年，有滋养补益强壮的作用。山药中含有的黏液蛋白能增加黏膜与皮肤的润滑度，减少皮下脂肪蓄积，是很好的滋补佳品。

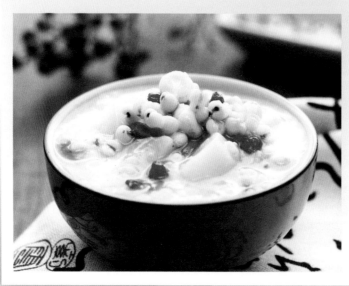

营养解读： 山药中含有的皂苷、黏液质，有润滑滋润的作用，有益肺气，经常咳嗽的青少年可适当食用。

薏米山药粥

原料：薏米 30 克，山药 50 克，大米 20 克。

做法：

1. 将薏米、山药、大米洗净后加入适量清水，大火煮沸。

2. 改用小火熬煮成粥，即可食用。

赤小豆山药粥

原料： 赤小豆、薏米各 30 克，山药 50 克。

做法：

1. 赤小豆、薏米分别洗净；山药去皮，切块。

2. 赤小豆和薏米放入锅中，加水煮沸，转小火煮 1 小时。

3. 将山药块倒入粥中，继续煮 10 分钟即可。

山药胡萝卜排骨汤

原料： 排骨 250 克，山药、胡萝卜、玉米各 100 克，姜片、盐各适量。

做法：

1. 排骨洗净，剁块，入沸水焯烫 5 分钟，捞出沥干。山药、胡萝卜去皮，切块，玉米切条。

2. 排骨放入砂锅内，加入姜片、适量水，大火煮沸后转小火慢炖至八成熟。

3. 放入山药段、胡萝卜块、玉米段煮至熟透，加适量盐调味即可。

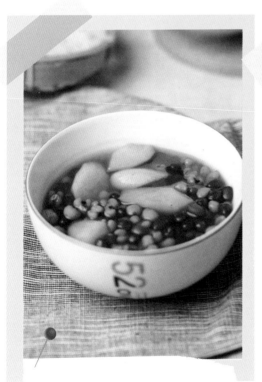

营养解读： 山药中含有的淀粉酶、多酚氧化酶等物质，有利于改善脾胃消化吸收功能。

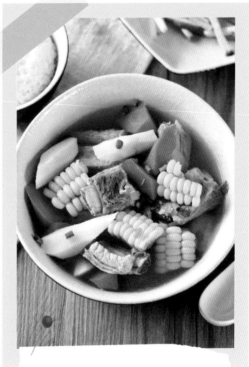

营养解读： 这道汤富含蛋白质、膳食纤维、多种维生素和矿物质。且口味清甜，易引起青少年的食欲。

银耳

银耳性平、味甘，营养成分相当丰富，如蛋白质、脂肪、矿物质、肝糖等，是很好的滋补品，具有开胃健脾、安眠、补脑、益气清肠、清热养阴等功效，还能促进肠蠕动，通便，减少脂肪吸收，可以有效帮助青少年控制体重，促进长高。

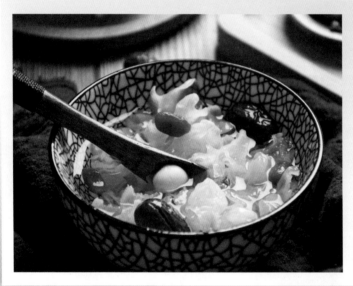

营养解读：银耳是一种非常滋补的食物，它含有丰富的胶质，这种胶质可以保护青少年的皮肤，增加皮肤的红润和光泽度。

红枣枸杞莲子银耳汤

原料：银耳、莲子、红枣、枸杞子、冰糖各适量。

做法：

1. 莲子和银耳提前 4 小时泡发；银耳撕成块；红枣、枸杞子洗净。

2. 锅中加水，将银耳、莲子、红枣、枸杞子一起放入锅中，中火煲至莲子熟烂。

3. 出锅前加入冰糖调味即可。

银耳梨汤

原料: 梨 1 个, 银耳、枸杞子、冰糖各适量。

做法:

1. 梨去皮, 去核, 切块; 银耳提前泡发, 去蒂, 撕成小块。

2. 锅中放适量清水, 倒入梨块、银耳、冰糖、枸杞子, 大火煮沸, 转小火煲 20 分钟即可。

薏米红枣银耳汤

原料: 薏米、银耳各 50 克, 红枣片、枸杞子、红糖各适量。

做法:

1. 薏米洗净, 用清水浸泡 4 小时; 银耳洗净, 泡发, 撕成小片。

2. 将浸泡的薏米水和薏米放入锅内, 大火煮开, 转小火煮 1 小时。

3. 加入银耳和红枣继续煮 30 分钟, 加入枸杞子、红糖再炖 5 分钟即可。

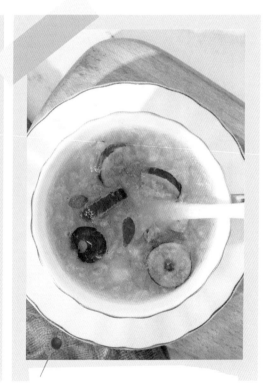

营养解读: 银耳梨汤具有润肺止咳、生津止渴等功效, 尤其适合青少年夏天食用。

营养解读: 银耳含有多种矿物质, 可以补充营养, 让身体更加健康。银耳还有补脾开胃的作用。

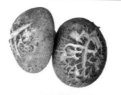

蘑菇

蘑菇含有丰富的维生素、蛋白质、膳食纤维及多种矿物质。适量食用蘑菇可以有效提高免疫力，增加食欲。蘑菇种类丰富，热量较低，而蛋白质含量较高，十分适合肥胖的青少年食用。控制好体重，有助于长高。

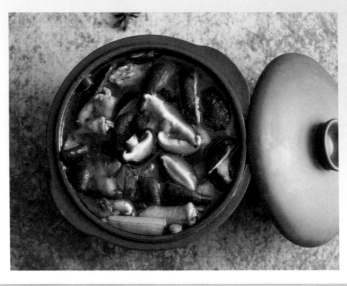

营养解读：蘑菇富含膳食纤维，可以促进肠胃的蠕动，并吸收多余的胆固醇、糖分，及时排出毒素，有利于减重长高。

菌菇鸡汤

原料：土鸡1只，干茶树菇30克，葱、姜、盐各适量。

做法：

1. 将茶树菇洗净，去蒂，用清水泡约3小时；葱切段；姜切片。

2. 土鸡洗净，剁成块，用开水汆烫，去除血水。

3. 将土鸡放入砂锅内，加清水，放入葱段、姜片、茶树菇，大火煮到沸腾。

4. 改用小火慢炖至鸡肉软烂，出锅前加盐调味即可。

鲜香菌菇汤

原料：杏鲍菇 1 个，香菇 4 个，平菇 50 克，姜片、盐、油各适量。

做法：

1. 杏鲍菇洗净，切片；香菇洗净、去蒂，切片；平菇洗净，撕成片。

2. 锅中倒油，放入姜片爆香，倒入所有蘑菇片，快速翻炒。

3. 将原料倒入砂锅中，加水煮至沸腾，后转小火。出锅前加盐调味即可。

杏鲍菇炒鱿鱼

原料：鱿鱼 200 克，青椒、红椒、杏鲍菇各半个，姜片、盐、油各适量。

做法：

1. 青椒、红椒、杏鲍菇洗净，切块；鱿鱼洗净，切花刀，入热水焯烫。

2. 锅中倒油烧热后，放入姜片爆香，倒入鱿鱼翻炒，捞出；下杏鲍菇翻炒。

3. 倒入青椒、红椒，翻炒至断生，出锅前加入盐调味即可。

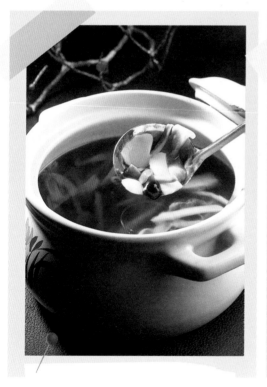

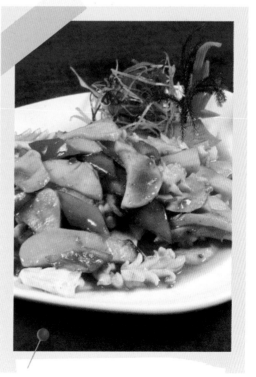

营养解读：蘑菇作为一种菌类，富含多糖类物质，可促进免疫细胞增殖，提高机体的免疫力。

营养解读：杏鲍菇中的活性物质可提高骨代谢，有助于长高。

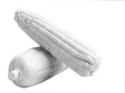

玉米

玉米富含钙、镁、硒等矿物质元素，可促进骨骼的生长发育。玉米还富含膳食纤维，可促进胃肠道蠕动，缓解便秘等症状，同时抑制过量的葡萄糖的吸收，减重瘦身。玉米中蛋白质的氨基酸组成以健脑的天冬氨酸、谷氨酸含量较高。玉米中的脂肪主要是不饱和脂肪酸，这些营养物质对青少年长高有好处。

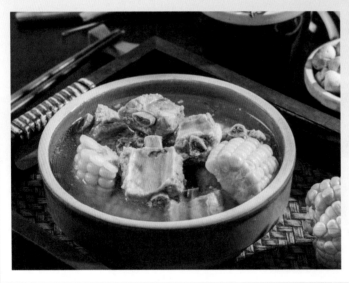

营养解读： 玉米是粗粮中的保健佳品，含有维生素 B_6、烟酸、膳食纤维等成分，具有促进胃肠蠕动、防治便秘的作用。

玉米排骨汤

原料： 玉米 1 根，排骨 300 克，葱、姜、盐、油各适量。

做法：

1. 排骨洗净、切成块，用开水焯一下，沥干。

2. 玉米洗净，切段；葱切段；姜切片。

3. 锅里倒油，放入葱段、姜片爆香，倒入排骨块炒至变色。

4. 加清水，放入玉米段，大火煮沸后转小火煮 1 小时。

5. 出锅前加入盐调味即可。

玉米青豆粥

原料: 新鲜玉米半根, 青豆、大米各
50克。

做法:

1. 新鲜玉米洗净, 剥下玉米粒; 青豆、大米分别洗净。

2. 锅内加水, 将所有食材放入, 大火煮开后转小火, 熬至粥黏稠即可。

玉米粒炒西蓝花

原料: 熟玉米粒20克, 西蓝花100克,
胡萝卜50克, 姜丝、酱油、盐、油各适量。

做法:

1. 西蓝花洗净, 掰成小朵; 胡萝卜洗净, 切成小块。

2. 油锅烧热, 下入姜丝爆香, 放入西蓝花、胡萝卜块, 大火炒至断生, 放适量酱油, 倒入玉米粒再翻炒1分钟, 出锅前放盐调味即可。

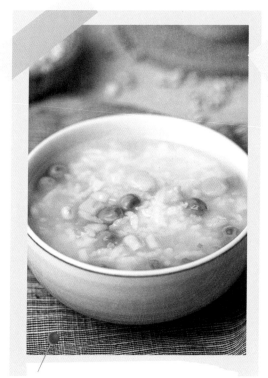

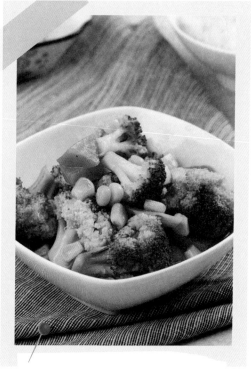

营养解读: 玉米和青豆中含有的钙质有利于促进青少年骨骼发育。

营养解读: 玉米和西蓝花都是营养丰富的食材, 可作为日常菜, 经常食用。

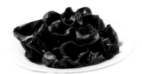

木耳

木耳富含多种维生素和矿物质，其中铁元素含量极高，每 100 克木耳含铁达 185 毫克。木耳中含有的植物胶原成分具有极强的吸附作用，可清胃涤肠。这种植物胶质还可以促进肠道脂肪排泄，减少对脂肪的吸收，有减肥的作用。青少年合理控制体重，有利于长高。

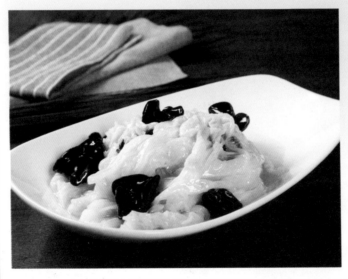

营养解读： 木耳富含植物胶质，白菜富含膳食纤维，此菜可促进肠蠕动，减少人体对于脂肪的消化和吸收，有助于预防肥胖，促进长高。

木耳炒白菜

原料： 木耳 10 克，白菜 100 克，蒜末、姜末、油、蚝油、盐各适量，酱油少许。

做法：

1. 木耳泡发，去蒂；白菜洗净，切成片。

2. 油锅烧热，放入蒜末、姜末爆香，下入白菜片翻炒。

3. 白菜炒至微软后放入木耳，烹入少许酱油，出锅前加适量蚝油、盐调味即可。

木耳炒山药

原料：山药半根，彩椒半个，木耳、盐、小香葱段、油、葱末各适量。

做法：

1. 木耳提前泡好；山药去皮，洗净，切成菱形片；彩椒洗净、切片。

2. 锅烧热油，放入葱末爆香，放入彩椒翻炒至软后放入山药、木耳。

3. 放一点清水，大火焖 2 分钟后放入盐调味，撒上小香葱段即可。

木耳炖鸡汤

原料：鸡腿 500 克，木耳、莲子、枸杞子、料酒、姜、盐各适量。

做法：

1. 鸡腿洗净；木耳泡发；莲子泡 4 小时；姜切片。

2. 锅烧热水，放入鸡腿焯一下，盛出。

3. 将鸡腿放入炖锅中，加入料酒、姜片、枸杞子、木耳、莲子和水，炖 2 小时。

4. 出锅前加盐调味即可。

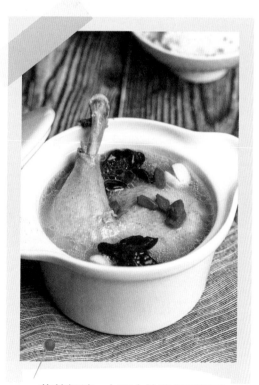

营养解读：木耳中铁的含量极为丰富，可预防缺铁性贫血，促进身体发育。

营养解读：木耳中的胶质可把残留在人体消化道内的杂质吸附集中起来排出体外，有利于促进代谢和身体发育。

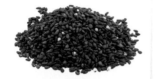

黑芝麻

黑芝麻含有大量的脂肪和蛋白质，还有糖类、维生素 A、维生素 E、卵磷脂、钙、铁、铬等营养成分。黑芝麻本身就具有很好的滋肝补肾的功效，可以促进人体对黑色素的吸收。黑芝麻还具有改善睡眠质量的作用，可以作为神经衰弱、失眠、健忘、多梦等症的辅助食疗佳品。睡眠质量好，有助于青少年长高。

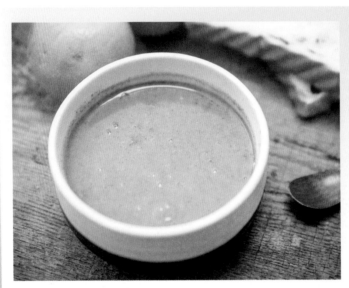

营养解读：黑芝麻中的油脂大部分是不饱和脂肪酸，有助于促进青少年大脑发育和增强记忆力。

黑芝麻米糊

原料：大米 50 克，黑芝麻 30 克。

做法：

1. 大米洗净，用温水浸泡 2 小时。

2. 泡好的大米放入搅拌机中，加适量水，搅拌成细腻的米浆。

3. 将芝麻倒入搅拌机中，打成粉末状。

4. 把磨好的米浆和芝麻粉倒入锅中，加入清水，小火慢慢加热，其间用勺子不停搅动，避免煳锅。

5. 米浆沸腾后，再煮 2 分钟，盛出即可。

黑芝麻花生粥

原料： 黑芝麻、花生仁各 20 克，大米 50 克，冰糖适量。

做法：

1. 大米洗净，用清水浸泡 30 分钟。

2. 锅内放入黑芝麻，小火炒熟，盛出。

3. 浸泡好的大米、炒熟的黑芝麻、花生仁一同放入砂锅中，加适量清水，大火煮沸，转小火慢熬。煮熟后，加入适量冰糖调味即可。

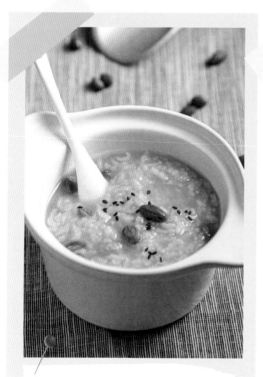

营养解读： 黑芝麻富含铁元素，对治疗青少年缺铁性贫血有辅助食疗作用。

黑芝麻拌莴笋

原料： 莴笋 200 克，熟黑芝麻 25 克，白糖、香油、醋、盐各适量。

做法：

1. 莴笋去皮，洗净，切丝。

2. 锅中放入适量清水，水开后下入莴笋丝，焯熟，捞出沥干。

3. 焯好的莴笋丝放入碗中，放入黑芝麻。

4. 放入适量白糖、醋、盐、香油，拌匀即可。

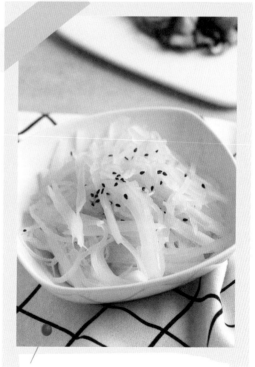

营养解读： 黑芝麻中的油脂和膳食纤维能润滑肠道，有助于食物的消化吸收和通便排毒。

附录：按骨龄分组的身高百分位数曲线

图中居于上方的线，叫作身高(长)百分位线，它有3种写法，拿50%的这条线来打个比方，可以称之为50百分位线，可以写成50th或P50，它表示孩子的身高达到了50%的水平。其他数字的百分位线同理。

男童

中国 2~18 岁男童身高、体重百分位曲线图

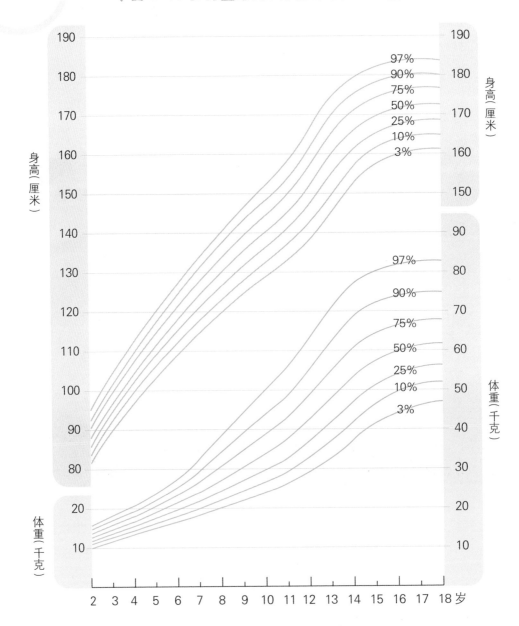

中国 2～18 岁女童身高、体重百分位曲线图

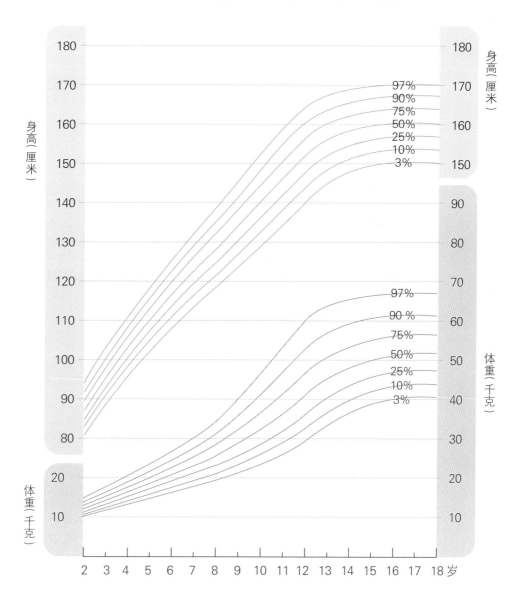

注：根据 2005 年九省 / 市儿童体格发育调查数据参考制定。参考文献：中华儿科杂志,2009 年 7 月。

图书在版编目（CIP）数据

北京医院营养医师指导：孩子更快长高 / 任姗姗主
编 . — 北京：中国轻工业出版社，2021.9
ISBN 978-7-5184-3564-7

Ⅰ . ①北… Ⅱ . ①任… Ⅲ . ①儿童－营养卫生－关系
－身高－生长发育 Ⅳ . ① R153.2

中国版本图书馆 CIP 数据核字（2021）第 126308 号

责任编辑：张　弘　　　　　责任终审：李建华
整体设计：奥视读乐　　　　责任校对：宋绿叶　　　　责任监印：张京华

出版发行：中国轻工业出版社有限公司（北京东长安街6号，邮编：100740）
印　　刷：北京博海升彩色印刷有限公司
经　　销：各地新华书店
版　　次：2021年9月第1版第1次印刷
开　　本：710×1000　　1/16　　印张：12
字　　数：200千字
书　　号：ISBN 978-7-5184-3564-7　　定价：49.80元
邮购电话：010-65241695
发行电话：010-85119835　　传真：85113293
网　　址：http://www.chlip.com.cn
Email：club@chlip.com.cn
如发现图书残缺请与我社邮购联系调换
210464S2X101ZBW